우리집
건강식탁
프로젝트

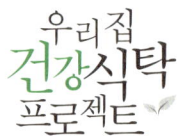

제1판 제1쇄 발행	2012년 4월 23일
제1판 제2쇄 발행	2012년 11월 5일

지은이	노봉수
펴낸이	임용훈
마케팅	양총희, 오미경
편집	전민호
디자인	디자인루소
출력	해성문화사
용지	(주)정림지류
인쇄	(주)미성아트
표지인쇄	예일정판
제본	선명제본
펴낸곳	예문당
출판등록	1978년 1월 3일 제305-1978-000001호
주소	서울시 동대문구 답십리2동 16번지 4호
전화	02-2243-4333~4
팩스	02-2243-4335
이메일	master@yemundang.com
블로그	www.yemundang.com
트위터	@yemundang

ISBN 978-89-7001-555-2 13510

＊ 본사는 출판물 윤리강령을 준수합니다.
＊ 이 책은 저작권법에 의하여 보호를 받는 저작물이므로 무단전재와 무단복제를 금합니다.
＊ 파본은 구입하신 서점에서 교환해 드립니다.

＊ 이 도서의 국립중앙도서관 출판시도서목록(CIP)은 e-CIP홈페이지(http://www.nl.go.kr/ecip)와 국가자료공동목록시스템(http://www.nl.go.kr/kolisnet)에서 이용하실 수 있습니다.(CIP제어번호: CIP 2012001666)

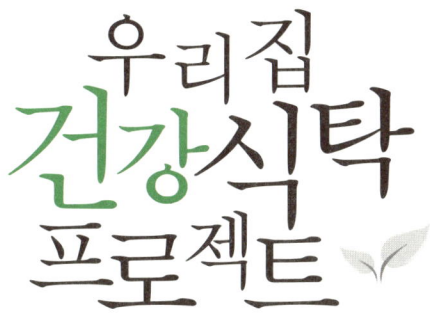

우리집 건강식탁 프로젝트

노봉수 지음

예문당

프롤로그 약식동원을 아시나요? 006

1 어떤 음식이 좋은 음식일까?

소화가 잘되는 음식이 몸에도 좋다 014 | 우리나라 식탁의 변화 024 | 세계에 내놓아도 손색없는 한국인의 밥상 034 | 몸을 생각하는 전통음식 조리법 038 | 우리 전통 식단이 바로 슬로푸드 042 | 우리 몸을 건강하게 하는 발효식품 046 | 어떻게 조리해서 먹어야 좋을까? 061 | 언제 어떻게 먹느냐가 가장 중요하다 069 | 체질에 따라 다른 몸이 되는 음식 073 | 왜 제철음식, 계절식품을 먹어야 좋다고 할까? 077 | 아침밥을 먹는 게 왜 그렇게 중요할까? 086 | 유기농식품은 정말 안전할까? 091 | 진짜 유기농식품을 어떻게 가려낼 수 있을까? 097 | 유전자조작식품이 인체에 끼치는 영향은 무엇일까? 100

2 몸이 되는 음식 이야기

아침에 먹는 사과는 금(金)이다 106 | 몸 안의 독을 없애주는 디톡스식품 109 | 몸에 좋은 지방, 오메가-3 114 | 다양한 영양소가 골고루 함유된 콩과 콩나물 119 | 감을 먹으면 왜 변비에 걸린다고 할까? 123 | 커리가 정말 몸에 좋을까? 126 | 머리를 좋게 한다는 DHA 129 | 소금은 얼마나 먹는 게 적당할까? 132 | 설탕 대신 꿀을 먹는 게 몸에 더 좋다? 138 | 식초가 건강식품이라고? 144 | 우유는 정말 완전식품인가? 148 | 라면은 정말 몸에 좋지 않을까? 154 | 참치를 어린아이들에게 많이 먹여도 될까? 157

3 병을 몰아내는 음식 이야기

변비에는 무조건 채소가 최고일까? 162 | 암을 예방하는 항암식품 165 | 치매와 기억력에 도움이 되는 음식 170 | 짜게 먹으면 왜 혈압이 높아질까? 174 | 단 것을 많이 먹으면 정말 당뇨병에 걸릴까? 176 | **뼈를 약하게 만드는 음식 179** | 감기에 걸렸을 때 사과를 먹으면 안 된다? 185 | 노화를 막아주는 식품 189 | 눈이 피로할 때는 어떤 음식을 먹는 게 좋을까? 194 | 다이어트식품은 믿을만한가? 196 | 알레르기를 일으키는 식품에는 어떤 것들이 있을까? 199 | 비타민은 어떤 질병에 도움이 될까? 202

4 식품에 관련된 상식 이야기

세계 10대 장수식품 210 | 유통기한이 가지는 의미는 무엇일까? 213 | 식품별 보관 요령 220 | 플라스틱 용기는 정말 몸에 해로울까? 231 | 식품첨가물은 절대로 넣어서는 안 되는 것일까? 235 | 식품 가공 과정에 사용하는 방사선은 위험하지 않을까? 242 | 식품의 색깔이 건강과 관계가 있을까? 245 | 채식주의자들은 육류를 섭취하지 않아도 건강에 이상이 없을까? 247 | 궁합이 맞는 음식, 맞지 않는 음식 250

프롤로그

약식동원을 아시나요?

건강을 지키는 일이 미덕이 되어버린 요즘입니다. 부모님 세대만 해도 배부르고 맛있는 식사 한 끼면 하루가 행복했다지만, 요즘은 20대 젊은이들마저도 영양제 한두 가지 정도는 챙겨먹을 정도로 건강에 대한 관심이 높아지고 있다지요. 몸이 건강해야 마음도 건강하고, 그래야 삶에 활력이 생길 터이니 이런 현상을 바람직하다고 봐야 맞을 것입니다.

하지만 바로 이 '영양제'가 문제입니다. 무수히 많은 종류의 것들이 일종의 '건강기능식품'이란 부제목을 달고 우리의 건강을 완벽하게 지켜줄 수 있는 만병통치약처럼 인식되고 있으니 여간 큰 문제가 아닐 수 없습니다. 물론 영양제의 기능을 모두 부정하는 것은 아니지만 걱정스러운 건 이들이 우리의 '건강한 식탁'을 위협하고 있다는 사실입니다.

'약식동원(藥食同源)'이라는 말이 있습니다. 풀이하자면, 약이라고 불리는 성분이나 우리가 먹는 식품은 그 근원이 같다는 말입니다. 설탕을 예로 들어볼까요? 지금은 누구나 설탕이 식품의 한 종류이며, 여러 음식에 포함되고, 또 손쉽게 구입할 수 있다는 사실을 알고 있습니다. 하지만 역사적으로 볼 때 설탕은 식품이기 전에 약이었습니다. 고대 그리스도 교회에서는 부활절을 앞두고 단식을 하는 종교적 예절이 있었습니다. 성 아우구스티누스는 이때 물 이외에 다른 음식은 먹지 못하게 하면서도 설탕만은 먹도록 허용했습니다. 왜냐하면 설탕은 약이었기 때문입니다. 그 당시에는 설탕이 매우 귀했기 때문에 구하기도 어렵고 또 가격도 몹시 비쌌습니다. 십자군 전쟁이 일어났을 때도 전쟁을 마치고 돌아온 병사들이 지치고 다쳤을 때 가장 먼저 처방해주는 약이 설탕이었습니다. 설탕은 체내에서 흡수가 빨리 이루어지고 원기를 보충해주기 때문에 지치거나 다친 병사들에게 가장 먼저 설탕 한 숟가락을 먹이면 고통을 잊고 마음이 평온해져 금세 몸이 회복되는 것을 느낄 수 있었다지요. 병사들은 너도나도 빨리 설탕을 먹길 원했다고 합니다. 그러다가 신대륙 발견 이후 설탕농장이 생겨나고, 설탕을 대량으로 생산하여 많은 사람들이 즐겨먹기 시작한 것입니다. 그러나 요즘은 단 것을 너무 많이 먹어 당뇨병이 흔하게 되었으니 정말 아이러니한 일이지요. 어쨌거나 오늘날에는 설탕을 약이 아니라 식품이라고 이야기할 정도로 흔히 먹을 수 있게 되었습니다.

우리 생활 속에서도 그런 예는 찾아볼 수 있습니다. 늦봄이면 매실로 진한 액을 만들어 두었다가 배탈이 나거나 속이 쓰릴 때 한 스푼을 타 먹으면 속이 상당히 편해집니다. 환절기마다 찾아오는 몹쓸 감기를 예방하거나 초기에 치료하기 위해 배와 파 등을 꿀에 재워 먹는 경우도 종종 있습니다. 아이를 낳은 후 미역국을 먹거나 잉어를 고아 먹는 생활습관도 오래 전부터 내려오고 있습니다. 약이 따로 있는 게 아니라 식품 자체가 약으로 쓰이는 것이죠. 이처럼 식품의 효능을 알게 된 사람들이 '약과 식품의 근원은 같다'라는 뜻으로 약식동원이란 말을 쓴 것입니다.

사실 우리가 '약'이라고 분류한 것들도 엄밀히 보면 오랜 경험을 통해 얻은 정보와 과학기술을 이용하여 식품 속에서 유용한 성분들을 따로 분리한 뒤 활용하고 있는 것입니다. 그런데 이런 유용한 성분만 분리해서 사용하다 보니 좋은 효과를 보기도 하지만 때로는 부정적인 효과도 발생하게 되었습니다. 그러자 결국 과학자들은 유용하다고 하여 그 성분만 이용하는 것이 아니라, 다른 성분하고 조화를 이루어야 한다는 것을 깨달았죠. 그리고 유용한 성분이 다른 성분들과 천연적으로 가장 잘 조화를 이루고 있는 것이 바로 우리가 먹는 식품이란 사실을 다시 한 번 발견하게 됩니다.

맞습니다. 우리는 식탁 위에 여러 가지 음식들을 차려놓고 먹지만, 또 한편으로는 우리 몸에 유용한 약을 먹고 있는 것이라고 볼 수 있습니다. 이제 '약식동원'의 의미를 확실하게 아셨으리라 생각합니다.

날씨가 쌀쌀해지면서 겨울이 다가오면 많은 사람들이 방 안에만 머물려고 합니다. 활동량도 부쩍 줄어들고, 몸을 움직이는 것이 그저 귀찮기만 합니다. 이런 현상은 젊은이들도 다르지 않을 거라고 봅니다. 계절만 바뀌어도 이렇게 사람의 활동 패턴이 바뀌는데, 나이가 들면 어떻겠습니까. 점차 움직이기 힘들고 허리도 아프고 걷다가 몇 번씩 멈춰서야 할 만큼 숨이 차기도 합니다. 사람의 몸에 '노화'가 일어나는 것입니다. 이런 노화 현상은 왜 일어날까요? 어떻게 하면 나이가 들어서도 건강하게 삶을 유지할 수 있을까요?

이런 현상은 우리 몸에서 생기는 여러 가지 노폐물들을 제때에 배설하지 못하여 생기기도 하고, 또 체내에서 피를 만들어 주는 조혈작용이 상대적으로 떨어지기 시작하면서 일어나게 됩니다. 뿐만 아니라 폐 기능도 많이 약해지는데, 이 모두가 자연적인 현상입니다. 한방병원에 가서 한의사에게 물어보면 주로 약을 지어주지만 "이런 식품을 드셔 보

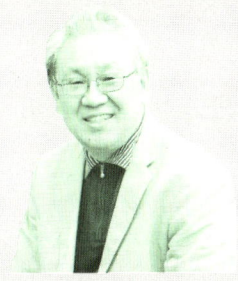

시는 것이 좋습니다"라고 추천을 해주는 경우도 많은데, 그럴 때 가장 많이 등장하는 것 중 하나가 호두입니다. 이 호두에는 '오메가-3'라고 하는 지방이 많이 들어 있어서, 혈관을 튼튼하게 해주고 피를 잘 흐르게 하는 역할을 합니다. 불포화지방산이면서 체내에서 만들어지지 않기 때문에 외부로부터 꼭 공급받아야만 하지요.

놀라운 것은 우리 조상들이 대보름이 되면 겨울철에 부족한 영양소를 채워줄 수 있는 나물류와 잡곡밥, 그리고 부럼이라고 하여 호두와 같은 견과류를 먹었는데, 그 절기가 바로 견과류에 많이 함유된 오메가-3 지방과 같은 성분을 가장 필요로 하는 때였다는 사실입니다. 조상들의 깊은 지혜가 그저 놀라울 뿐입니다.

건강을 지키고 싶은 여러분, 그러니 이제 우리는 '약'보다 '식품'에 관심을 가지고 우리의 '식탁'을 지켜내기 위해 조금 더 노력해야 할 것입니다. 우리가 행운아인 것은 우리의 식탁이 바로 전 세계인들이 주목하고 있는 '웰빙식단'이며, 가장 '건강한 밥상'이라는 사실입니다. 그런데 많은 사람들이 그 사실을 알면서도 정작 식품이나 음식, 그리고 우리의 식문화에 대해 잘못된 상식을 너무나 많이 가지고 있습니다. 이 책은 그런 분들의 요구를 충족하기 위해 세상의 빛을 보게 되었습니다. 이 책이 부디 여러분의 '건강한 식탁'을 지키는 데 좋은 이정표가 되길 바랍니다.

- 태릉 연구실에서 **노봉수**

추천사

좋은 음식이 주는 건강한 삶

저는 이 책을 처음 접하는 순간 미국의 통합의학, 약학의 선구자 앤드류 와일(Andrew Weil) 박사의 『자연치유』라는 밀리언셀러가 생각났습니다. "우리 몸은 항상 건강한 상태를 유지하려고 하며, 균형이 깨어졌을 때 이를 정상적으로 회복시키는 치유 시스템이 있다"고 주장했던 와일 박사의 말처럼, 이 책도 우리 몸을 항상 건강한 상태로 만들기 위해 음식을 올바로 섭취하고 병을 몰아내는 방법을 설명하고 있는 것입니다.

게다가 '약식동원'이라는 생명철학에 입각한 노봉수 교수님의 사상은 우리 지혜로운 조상들의 전통 음식이 가져다주는 건강한 생활 습관부터 '몸이 되는 음식 이야기'와 '병을 몰아내는 음식 이야기', '식품에 대한 상식 이야기'까지 책의 전체에 걸쳐 눈부시게 드러나고 있습니다. 누구나 당연히 알고 있다고 생각하지만 제대로 설명하기 힘든 일, 바로 좋은 음식이 왜 우리 몸에 약이 되는지에 대한 의학적, 과학적인 설명을 독자들에게 정확히 전달하고 있는 것입니다.

최근 식품과학의 발전이 가져온 새로운 환경 변화 속에서 식품 과학 원리를 통해 일반인들이 꼭 알아야할 상식을 알기 쉽게 설명해준다는 점에서 이 책이 가지는 의의는 크다고 할 수 있습니다. 언제나 가정에서 우리의 식탁을 어떻게 꾸려 나가야 할 것인가에 대해 항상 고민하고 번뇌하는 가정주부들에게 특히나 필요한 좋은 지침서가 될 것이라 믿어 의심치 않습니다. 아울러 식품에 관련된 여러 가지 문제에 대해 많은 궁금증을 가지고 있었던 일반 독자들에게도 좋은 기회가 될 것이라 봅니다. 또한 모든 가정의 그릇된 식생활을 바로 잡아주어 서양 음식을 편애하는 소위, '양독'에 치우치지 않도록 올바른 식탁 문화를 선도하여 무병 천지로 나아가는 도화선이 되었으면 하는 마음이 간절합니다.

마지막으로 저 스스로도 고려와 조선 1천년 왕궁의 식재료를 50년간 연구하고 있으며, 후학을 기르는 데 애쓰고 오랜 시간 건강전도사로 이름을 알리며 살고 있지만, 노봉수 교수님의 이 책으로 인해 또다시 깨우친 것이 많다는 것을 솔직하게 고백하는 바입니다.

- 2012년 3월 **이원섭**
(현 한국양명회 고문, 한국을 대표하는 22인의 건강전도사(주간조선 선정),
전 미국대통령학, 의회학 연구센터 건강분야 제안 정회원)

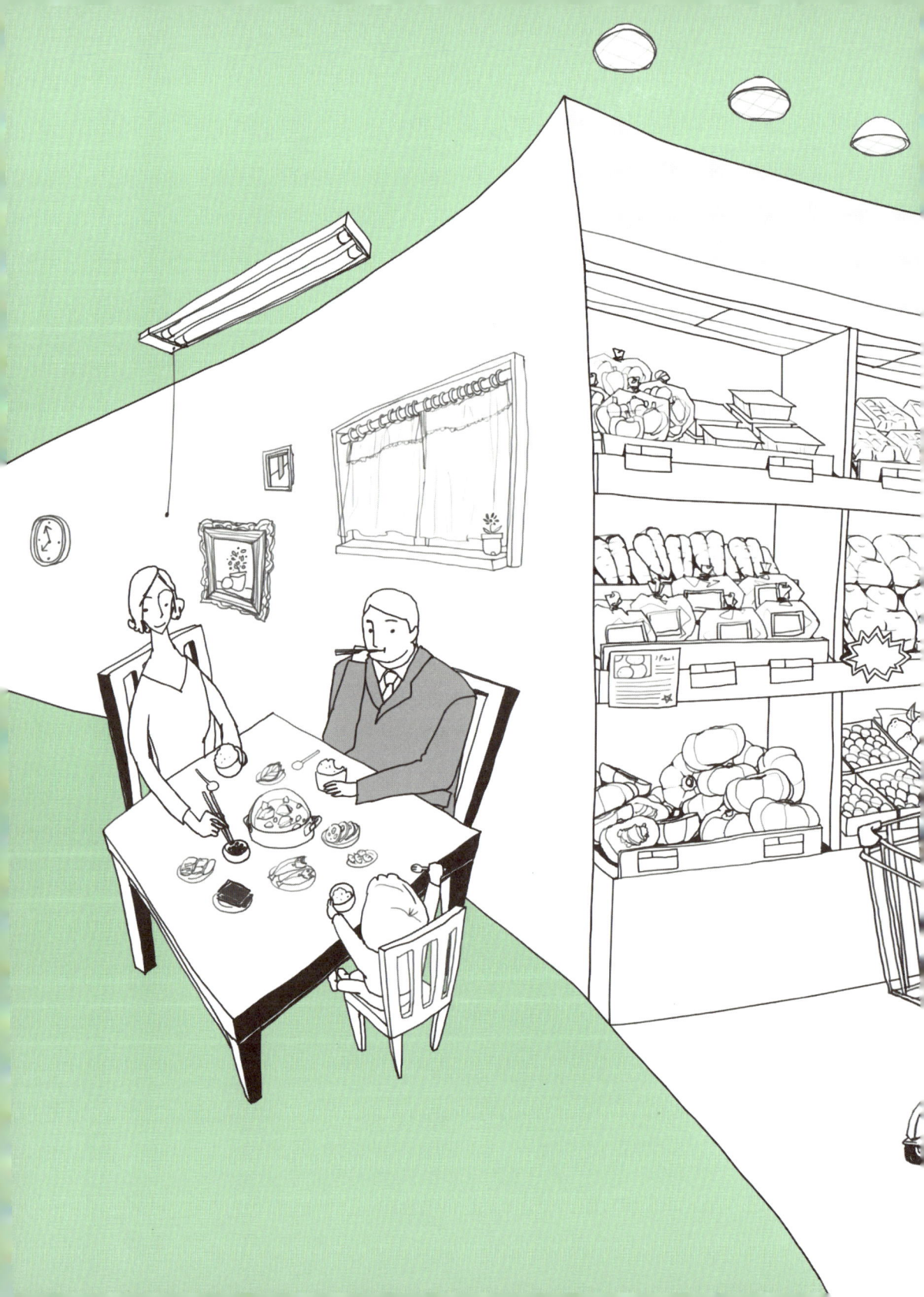

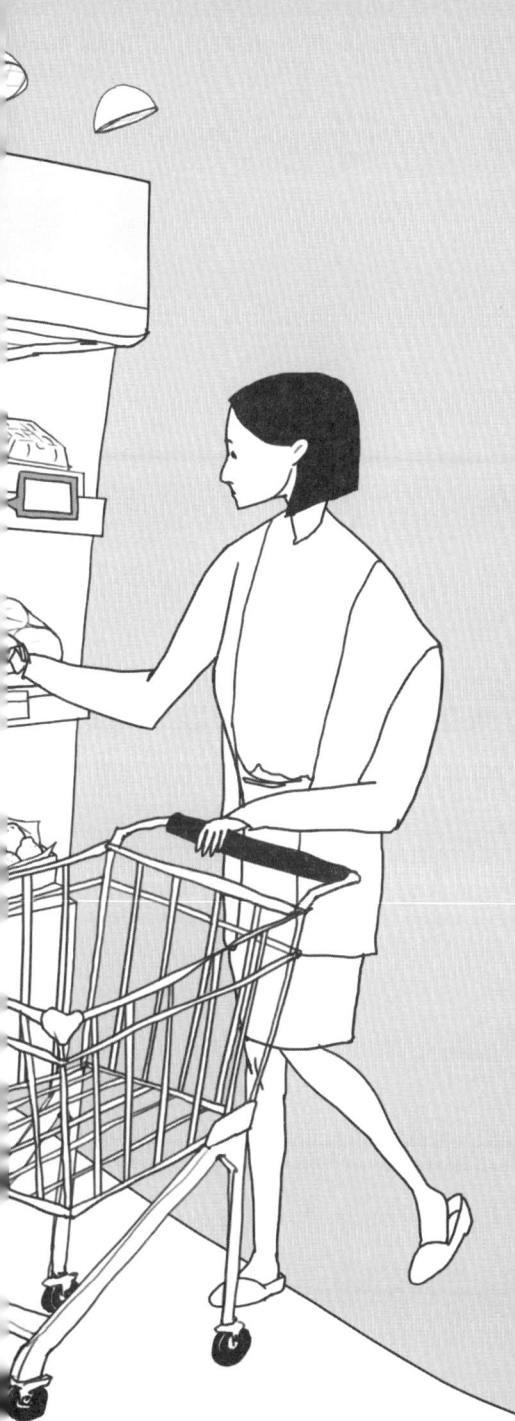

1 어떤 음식이 좋은 음식일까?

- 소화가 잘되는 음식이 몸에도 좋다
- 우리나라 식탁의 변화
- 세계에 내놓아도 손색없는 한국인의 밥상
- 몸을 생각하는 전통음식 조리법
- 우리 전통 식단이 바로 슬로푸드
- 우리 몸을 건강하게 하는 발효식품
- 어떻게 조리해서 먹어야 좋을까?
- 언제 어떻게 먹느냐가 가장 중요하다
- 체질에 따라 다른 몸이 되는 음식
- 왜 제철음식, 계절식품을 먹어야 좋다고 할까?
- 아침밥을 먹는 게 왜 그렇게 중요할까?
- 유기농식품은 정말 안전할까?
- 진짜 유기농식품을 어떻게 가려낼 수 있을까?
- 유전자식품이 인체에 끼치는 영향은 무엇인가?

소화가 잘되는 음식이 몸에도 좋다

식품에 대한 여러 가지 궁금증을 풀기에 앞서 가장 근본적인 질문을 하나 던져 보도록 하자. 우리는 왜 음식을 먹는 것일까?

첫째, 살기 위해서?
둘째, 건강을 위해서?
셋째, 병을 예방하거나 치료할 목적으로?

위의 답은 음식을 먹는 이유 중 가장 본능에 충실한 대답임과 동시에, 인류가 음식을 찾아 나서게 된 이유와 개념에 대한 변화 과정을 담고 있는 말이다. 처음에는 살기 위해서 먹었지만, 어느 정도 배가 부르다 보니 건강을 위해 먹게 되고, 더 나아가 병을 예방하거나 치료할 목적으로 음식을 선택하는 단계에 다다른 것이다.

자, 그럼 다른 질문을 또 하나 던져 보겠다. 누구나 음식을 먹을 때 몸에 좋은 음식을 먹고자 할 것이다. 그렇다면 어떤 음식이 좋은 음식일까?

영양가가 풍부한 음식?
신선한 음식?
비싼 음식?
유기농 음식?

대답은 다양하겠지만, 꼭 알아두어야 할 점은 좋은 음식에 대한 여러 가지 조건 중 가장 중요한 것이 바로 '소화가 잘되는 음식'이라는 사실이다.

아무리 영양가 높고 몸에 좋은 성분을 풍부하게 함유한 식품이더라도 경우에 따라서는 흡수가 잘되지 않을 수가 있다. 각 개개인의 체질이 다르고 환경도 다르기 때문이다. 그러므로 소화가 잘되지 않으면 제아무리 신선하고 비싼 음식이라 해도 좋은 음식이라 할 수 없다.

소화가 잘되는 음식

음식이 입으로 들어오면 치아는 음식을 씹어서 잘게 부수고, 타액선에서 분비된 침이 음식과 뒤섞이면서 부드러운 덩어리로 바뀐다. 이 덩어리는 식도를 통해 위로 보내지고, 또 다시 소장, 대장을 거쳐 항문에 이르게 된다.

이 일련의 과정이 '소화'이며, 우리 몸은 이 과정을 통해 음식으로부터 영양소를 받아들인다. 소화 기능이 인간의 생명과 건강을 유지할 수 있는 기초인 셈이다. 그런데 이 소화 과정이 제대로 이루어지지 않으면 소화기 계통 질환이 생기게 되고, 소화기 계통에 병이 생기면 그 부분만 아니라 전체적으로 영양소를 제대로 흡수할 수 없어 몸 전체의 건강을 악화시킨다. 몸의 기초가 흔들리면 건강을 유지할 수 없기 때문에 소화가 잘되는 음식이야말로 가장 좋은 음식인 것이다.

먹는 방법에 문제가 있는 경우도 있다. 직장인들이라면 대부분 점심식사 후 책상 앞에서 꾸벅꾸벅 졸아본 경험이 있을 것이다. 맛있게 밥을 먹었으면 기운이 넘쳐 일이 더 잘되어야 할 텐데 왜 오히려 졸음이 찾아오는 것일까? 이것은 우리 몸이 음식을 소화시키기 위해 많은 에너지를 소비하고 있기 때문이다.

음식을 아주 오랫동안 잘게 부수며 꼭꼭 씹어 먹는 사람들은 괜찮겠지만, 대부분의 사람들은 식사를 할 때 채 몇 번도 씹지 않고 삼키기 때문에 소화에 많은 에너지를 쓸 수밖에 없다. 이렇게 소화를 돕는 에너지를 공급하려면 많은 양의 피가 소화기관인 위에 모여야 하고, 반대로 두뇌 활동에 써야 하는 피가 모자란다. 두뇌에 필요한 피가 모자라다 보니 두뇌 활동이 느려져 꾸벅꾸벅 졸거나 낮잠을 자야 하는 것이다. 이와 같이 일을 하는데 도움은커녕 방해가 되는 음식이라면 결코 좋은 음식이라고 할 수 없다.

우리 몸에는 자가 면역기능이 있어 외부로부터 이물질이 들어오면 이를 물리치기 위해 항체를 만들어 대적한다. 그런데 음식인데도 불구하고 이물질로 착각하여 몸이 반응하는 경우가 종종 발생한다. 예를 들어 우유나 밀가루에 들어 있는 일부 단백질은 소화하기 어려운 구조로 되어 있어서 몸 안에서 이를 이물질로 착각하고 예민한 반응을 보인다. 이럴 때는 죽처럼 소화가 잘되는 음식을 섭취하여 속을 다스리는 것이 중요하다.

죽은 만드는 과정에서 이미 쌀의 성분을 분해하기 때문에 어느 정도 소화가 된 상태의 음식이다. 쌀밥보다 죽을 먹었을 때가 속이 편하고 부담이 가지 않는 이유가 여기에 있다. 죽을 먹으면 소화가 잘되기 때문에 별다른 지장 없이 생활이 가능하며, 졸음 등을 예방할 수 있다. 요즘은 외국에서도 죽을 즐겨 먹는다고 한다. 영양가가 많고, 먹기도 편리하며, 먹고 난 뒤에도 일하는 데 부담이 없으니 얼마나 좋은 음식인가!

그렇지만 소화가 잘된다고 하여 매 끼니를 죽으로 먹을 수는 없다. 소화가 잘되는 음식을 먹는 것도 중요하지만, 우리에게는 음식을 먹는 즐거움도 존재하기 때문이다. 좋은 음식이라고 해서 한 가지 종류, 혹은 한 가지 조리 형태의 음식을 평생 먹고 살 수는 없지 않은가! 다행히 우리 인간들은 다양한 방법을 통해 소화가 잘되는 음식을 만들어 먹어왔다. 우리 고유의 '발효 식품'인 된장이 그 대표적인 예이다.

된장은 콩을 주원료로 하여 메주를 만들고 식염수에 담가 발효시키고 여과액을 분리하여 가공한 식품이다. 단백질과 각종 생리활성물질이 많이 포함된 전통 발효식품이며, 된장이 소화가 잘되는 이유도 바로 이 '발효'에 숨어 있다.

된장은 발효되는 과정에서 효소나 미생물에 의해 원료가 분해되기 때문에 조리를 하기 이전에 이미 소화가 잘되는 상태로 변해 있다. 뿐만 아니라 된장 속에 들어 있는 여러 가지 생리활성물질들은 열을 가해도 많이 파괴되지 않는다는 특징이 있다. 요구르트도 역시 미생물이 분해하여 만들어진 음식으로 우리가 편안하게 먹을 수 있다.

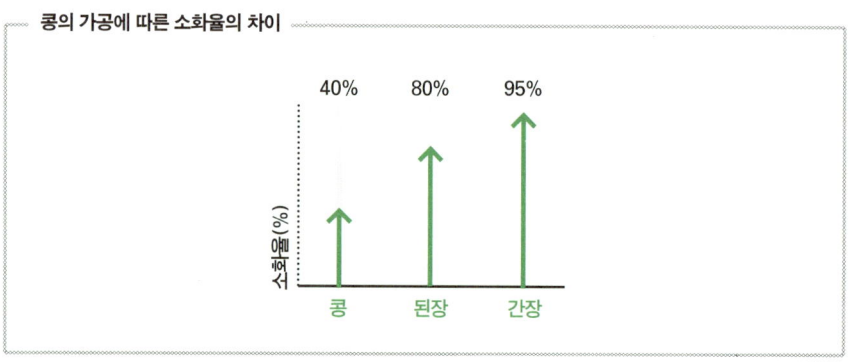

위의 그래프를 보자. 콩은 영양성분이 다양하면서도 풍부하게 들어 있지만, 이것을 그냥 섭취하면 흡수가 잘되지 않는다. 콩이 갖고 있는 영양성분 중 겨우 30~40%만 흡수될 뿐이다. 아무리 영양학적으로 좋은 성분이 있어도 몸에 흡수되지 못하고 배설된다면 아무 소용이 없다. 콩이 소화가 잘 안 된다는 것은 일상생활에서 쉽게 확인할 수 있다. 콩나물을 반찬으로 먹고 난 뒤 다음 날 변을 보면 콩나물 머리 부분이 그대로 대변과 함께 나오는 것이 좋은 예이다.

그에 비해 된장은 80% 이상이 우리 몸에서 흡수되기 때문에 콩에 비하여 그 효율성이 훨씬 높다. 간장은 그보다 더 높아서 대략 95% 이상 흡수된다. 전 세계적으로 장수하는 사람들의 공통점 중 하나가 바로 발효식품을 많이 먹기 때문이라는 보고를 보더라도 영양성분들의 흡수율이 높아야 비로소 좋은 음식이라고 말할 수 있을 것이다.

신선한 채소와 과일

발효식품뿐만 아니라 효소가 많은 식품들도 소화가 잘되는 음식이다. 신선한 과일, 채소류 그리고 미역이나 다시마, 톳 같은 해산물이 여기에 포함된다. 효소는 우리 몸의 소화 기능에 도움을 주는 매우 중요한 촉매인데, 이것은 체내에서 무한정 만들어지지 않는다. 체내에서 효소를 공급하는 데에도 한계가 있다는 이야기이다. 그런데 과일이나 채소가 바로 체내에서 부족해질 수 있는 효소 공급원의 역할을 한다. 이것이 과일과 채소를 많이 먹어야 하는 이유 중 하나이다.

고기 집에서 고기를 먹고 난 뒤에 배나 키위 같은 과일이 나오는 이유도 과일에 단백질 분해효소가 포함되어 있어 소화를 도와주기 때문이다. 인도네시아나 네덜란드에서 탕수육을 시키면 속을 파낸 파인애플 속에 파인애플과 탕수육이 함께 나오는데, 이것도 마찬가지 이유이다. 중동 사람들이 무화과 열매를 먹거나 뉴질랜드 인들이 육류제품을 먹고 후식으로 키위를 먹는 것도 마찬가지의 효과를 얻고자 함이다.

발효식품처럼 과일과 채소에도 여러 가지 생리활성물질이 풍부하다. 비타민을 비롯하여 파이토케미칼, 안토시아닌, 플라보노이드 등과 같은 항산화물질들이 노화를 억제시켜 주는 항산화작용을 한다. 또한 식이섬유도 풍부하게 함유되어 있다. 식이섬유는 우리 몸에 해가 되는 유해물질들을 몸 밖으로 빨리 배출하는 디톡스 작용을 하는 대표적인 성분이다. 풍부한 영양소를 공급하고, 소화에 필요한 효소를 제공할 뿐만 아니라 몸의 독소를 배출하는 디톡스 작용까지 하니, 신선한 채소와 과일은 우리 몸에 아주 좋은 식품일 수밖에 없다.

개개인의 신체적 조건이나 몸의 상태, 연령 등에 따라 소화율이 다를 수 있으므로 좋은 음식에 대한 기준이 모두에게 똑같이 적용되는 것은 아니다. 하지만 자신이 먹었을 때 가장 소화가 잘되는 음식을 찾아 먹는 것이 가장 좋은 음식이라는 기준은 변하지 않는다.

우리 주변에서 볼 수 있는 소화가 잘되는 대표적인 식품들은 다음과 같다.

- ### 1. 매실
  유기산이 풍부해 입맛을 돋우며 피로 회복에 도움을 준다. 간의 기능을 활성화해 숙취 해소에도 좋고, 특히 강한 살균성을 지닌 유기산이 해독작용을 하기 때문에 식중독을 예방하고 위장 작용을 활발하게 해준다. 식욕을 돋워주기 때문에 여름철에 더 좋다.

- ### 2. 밤
  소화가 잘되는 탄수화물이 주성분이다. 비타민 B1, C를 많이 함유하고 있고, 무기질이 골고루 들어 있다. 비타민 B1이 쌀에 비해 4배가량 많고, 과일을 제외한 나무 열매 중 비타민 C의 양도 가장 많다.

- ### 3. 보리

칼슘, 철분, 칼륨, 인 등의 무기질 함량이 높다. 쌀에 부족한 비타민 B1도 많이 들어 있고, 필수아미노산인 트립토판도 쌀보다 많아 쌀과 보리를 섞어 혼식하면 좋다. 체내에 축적된 유독 성분을 제거해주는 효과도 뛰어나다.

- ### 4. 사과

유기산이 풍부해 몸 안에 쌓인 노폐물을 제거한다. 사과에 많은 펙틴은 채소의 섬유질처럼 장의 운동을 자극하는 작용을 한다. 칼륨도 많이 함유되어 있는데, 칼륨은 나트륨의 배설을 증가시켜 고혈압 예방 및 치료 효과가 있다.

- ### 5. 두부

콩으로 만든 두유를 응고시켜 만든 두부는 이미 가공 과정을 거치면서 소화되기 쉬운 상태로 바뀐 식품이다. 양질의 단백질과 지방이 풍부하고 아미노산의 함유율도 높은 편이다. 지방이라면 으레 신경을 곤두세우는 사람들이 많은데, 콩이 함유하고 있는 지방은 불포화지방산, 즉 리놀렌산이다. 이 리놀렌산은 체내의 나쁜 콜레스테롤을 제거하는 역할을 한다. 그러므로 심장병은 물론이고 비만증, 고혈압, 동맥경화를 비롯한 각종 성인병의 예방 및 치료에 탁월한 효능을 발휘한다. 또한 콩이 가지고 있는 다량의 토코페롤은 피부를 곱고 튼튼하게 회복시켜 주고, 노화방지에도 톡톡하게 기여한다.

- ### 6. 고구마

고구마에 많이 들어 있는 식물성 섬유는 변비, 비만, 지방간, 대장암 등을 예방한다. 또한 나쁜 콜레스테롤의 수치를 낮추고 인슐린 분비를 줄여 성인병을 예방하는 효과도 있다. 고구마의 주성분은 녹말 위주의 탄수화물로, 익으면 맛이 좋고 소화흡수가 잘된다. 한의학에서도 고구마는 비장과 위를 튼튼히 하고 혈액 순환을 원활하게 하는 효능이 뛰어나다고 하여, 설사나 만성 소화불량증 치료에 두루 쓰인다. 또 민간에서는 예부터 소화가 안 되면 고구마와 멥쌀로 죽을 쑤어 먹었다. 다만, 고구마의 '아마이드'라는 성분은 장 속에서 이상 발효를 일으키기 때문에 고구마를 많이 먹으면 방귀가 잦고 속이 부글거리기 쉬운데, 펙틴이 풍부한 사과나 동치미 등을 함께 먹으면 가스가 차는 것을 막을 수 있다. 이밖에도 노란 고구마는 암을 예방하며, 고구마 속의 비타민 E는 노화를 막고 피부 미용에 효과가 있다.

7. 김

김 100g에 들어있는 식이섬유의 함유량은 양배추의 16배 이상, 귤보다는 무려 30배 이상 많다. 콜레스테롤은 소장에서 담즙산과 만나 체내로 흡수되는데, 식이섬유는 이 콜레스테롤과 담즙산의 합성을 막는 작용을 한다. 담즙산과 만나지 못한 콜레스테롤은 체내에 흡수, 축적되지 못하고 그대로 체외로 배출될 수밖에 없다. 게다가 식이섬유는 대장에 머물고 있는 발암물질까지 흡착해 배설시킴으로써 대장암을 예방하는 효과까지 있다.

이렇게 김은 나쁜 콜레스테롤의 배출에 직접적인 도움을 주어 혈중 콜레스테롤을 낮춰주기 때문에 '동맥경화 예방자'로서의 역할이 기대되고 있다. 뿐만 아니라 위궤양 치료에 효과적인 프로피오신이 함유되어 있으며, 비타민 U가 양배추의 약 60배가 들어 있어서 소화흡수가 잘된다. 다만 가공 후 오래된 것은 첨가된 기름이 산화되어 산패현상(공기 등과 결합하여 색이 변하고 냄새가 나며 맛이 나빠지는 현상)이 나타나므로 선별이 필요하다.

8. 양배추

당분이 많기 때문에 맛이 달고, 유리아미노산이 풍부하기 때문에 감칠맛이 난다. 양배추의 잎에는 비타민 A와 비타민 C가 많다. 혈액을 응고시키는 작용을 하는 비타민 K와 항소화성궤양 성분인 비타민 U도 많아서 위염, 위궤양 환자들의 치료식으로 사용하기도 한다. 또 식물성 섬유질이 많아 변비를 없애주고, 현대인의 산성체질을 바꾸는 데도 효과적이다. 생으로 먹거나 삶아서 각종 요리에 폭 넓게 사용하며, 독일 사람들은 우리들이 먹는 김치처럼 양배추를 소금에 절여서 발효시킨 사우어크라우트를 많이 먹는다.

9. 다시마

회분이 많은 알칼리성 식품으로 소화율이 높고 칼슘의 함량이 위산을 중화시켜 위를 보호한다. 다시마의 끈끈한 물질은 소화가 잘 안 되는 성분이지만, 과도한 위산 분비로부터 위벽을 감싸 위를 보호해준다. 또 중금속과 같은 해로운 물질들과 결합하여 몸 밖으로 배설시켜 준다.

10. 쏘가리

소화가 잘되는 양질의 단백질 보신용 물고기로 손꼽히는 쏘가리는 비장과 위를 보호해주는 식품으로 알려져 있다. 매운탕을 끓일 때 너무 맵게 요리하는 것은 위에 더 해로울 수 있으므로 적절히 요리를 해먹는 것이 좋다.

우리나라 식탁의 변화

오늘날 우리의 식탁 풍경은 어떨까?

일단 된장찌개와 김치를 즐겨먹던 과거와는 달리 서구식으로 식생활의 형태가 바뀐지 오래다. 기름진 음식과 고기들, 그리고 편한 생활을 위한 가공 식품과 인스턴트식품이 어느 새 식탁을 점령하고 있다. 이 음식들에는 각종 방부제(합성보존제), 착색제, 탈색제, 산화방지제 등과 음식의 맛을 내기 위한 감미료, 인공조미료 등이 사용되고 있다. 또 맞벌이 부부가 증가한 요즘은 아예 아침을 거르거나 빵과 우유 등의 간단한 식사로 배를 채우고 집을 나서는 직장인과 학생들이 늘어났다. 이러한 현실 속에서 우리의 건강 역시 알게 모르게 점점 위협받는 것이 사실이다.

이런 식생활의 변화로 인해 우리들의 건강에 적신호가 켜지면서, 다시

'건강한 식탁'에 대한 사람들의 관심과 요구가 급증하고 있다. 그런데 놀랍게도 세계 여러 나라에서 우리나라 전통 음식의 우수성에 관심을 갖게 되면서, 스스로 우리 고유의 좋은 음식을 외면해왔던 많은 사람들이 그 우수성에 다시금 주목하기 시작했다.

우리의 식탁 문화는 그동안 어떤 변화를 겪어왔던 것일까? 음식에 대한 이야기를 하기 전에 우리의 식탁이 어떻게 변해왔는지를 먼저 살펴보고, 각자의 식생활과 비교해보는 것도 의미가 있을 것이다.

육류 섭취 증가와 동물성 지방 과잉 섭취

한국인의 식탁에 나타난 가장 커다란 변화가 있다면 그것은 동물성 식품의 증가일 것이다. 과거에는 나물 위주의 반찬을 중심으로 밥상이 차려졌지만 지금은 육류 식품이 거의 대부분의 식탁에서 중심을 차지하고 있고, 특별한 날을 잡아 외식을 하게 되더라도 주로 쇠고기나 돼지고기를 먹는 경우가 많다.

그중에서도 한국인들이 유난히 좋아하는 육류는 단연 삼겹살이다. 한국인들이 유별나게 삼겹살을 선호하다 보니 전 세계 대부분의 삼겹살이 한국으로 밀려들어오고 있다. 삼겹살이 아니더라도 우리나라의 총 육류 수입은 매년 20%씩 증가하는 추세를 보인다. 정작 우리나라에서 기르는 축산물이 그리 많지 않은데도 이렇게 엄청난 양의 고기를 소비하고 있기 때문에 어쩔 수 없이 대량 수입에 의존하게 된 것이다.

이처럼 고기를 중심으로 한 식생활이 유지되면서 여러 가지 문제점도 같이 발생하고 있다. 특히 대장암이나 직장암과 같이 고기를 많이 먹을 때 나타나는 질병으로 고생하는 환자들이 급격하게 증가하는 양상을 띤다. 최근 발표에 따르면 20년 전에는 여러 가지 암 발생률 중 대장암의 순위가 20위권에 머물 정도였지만, 최근에는 2위로 치솟을 정도로 급격한 증가를 보였으며, 사망률의 증가폭은 세계 1위에 달할 정도로 높은 편이다.

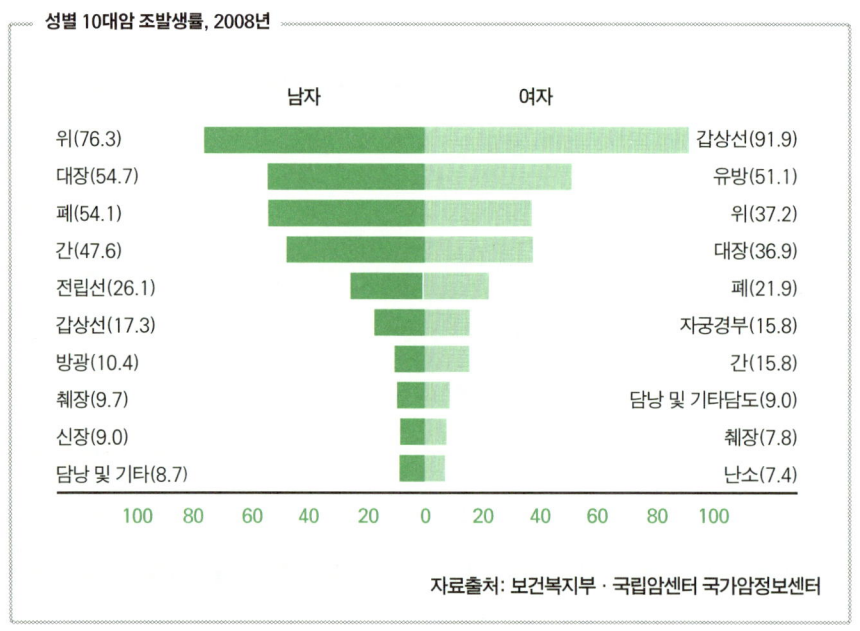

건강을 유지하기 위해 동물성 식품의 섭취는 필수적이다. 하지만 한꺼번에 너무 많이 섭취하는 데 문제가 있다. 고기가 귀했던 옛날에는 성인병 환자가 거의 없었다. 채식 위주의 우리나라 밥상은 우리가 대를 이어 건강하게 살 수 있는 밑바탕을 마련했던 것이 사실이다. 그런데 아이러니하게도 식탁이 점점 서구화되면서 성인병으로 고생하는 사람들이 많아지고 있다.

외국의 어느 의학자는 역사적으로 볼 때 한 세대씩이나 기아에 허덕이다가 어느 순간 갑자기 많은 사람이 성인병에 걸릴 정도의 영양과잉 상태로 바뀐 민족은 대한민국의 50, 60대가 거의 유일하다고 말하면서 의학적으로 연구가치가 매우 높다고 지적한다. 전쟁 이후 가난 속에서 제대로 먹지 못했던 우리나라의 기성세대들이 오늘날 풍요로움 속에서 지나친 영양과잉으로 고생하고 있으니 참 아이러니한 일이다.

제철음식의 실종

요즘은 비닐하우스에서 재배된 각종 채소나 나물, 과일 등을 계절에 관계없이 먹을 수 있는데다 수입식품들이 범람하다 보니 계절음식에 대한 관념이 없어졌다. 계절에 따라, 또는 절기에 따라 먹어 왔던 절식음식들이 사라져 가고 있다는 것도 무척 아쉬운 일이다. 우리 몸은 자연과 조화를 이루는 것이 가장 바람직하기 때문에 우리 신체 시스템 역시 제철음식을 먹을 때 가장 건강하게 돌아갈 수 있다는 점을 생각하면, 계절에 상관없이 아무 음식이나 먹을 수 있는 지금의 환경에서 우리의 몸은 오히려 스트레스를 받고 있는지도 모른다. 지금도 오랜 기간 외국에 나가 있으면 김치나 고추장을 먹고 싶은 마음이 간절해지고, 이런 음식을 먹으면 왠지 힘이 불끈 솟는 것처럼 느껴진다는 사람들을 많이 볼 수 있다. 음식이란 우리 몸과 조화를 이루어야 하며, 이런 조화는 오랜 세월에 걸쳐 지역의 환경과 생산물의 출하시기에 맞춰져 있기 때문이다. 요즘 들어 이런 벽들이 모두 무너져버리고 있으니, 우리 몸이 잘 적응하고 있는 것인지 아니면 스트레스를 받고 고생을 하고 있는지 가늠하기조차 어렵다.

밀가루 소비의 증가

예로부터 우리나라의 주식은 뭐니 뭐니 해도 '밥'이었다. 밥 힘으로 산다는 옛말처럼 말이다. 그런데 언제부턴가 쌀 소비가 많이 줄어들고 밀가루의 소비가 상당히 증가하고 있다. 식단이 다양화된 이유도 있고, 빵이나 과자, 면류 등의 소비가 늘면서 일어나게 된 현상이다. 이에 따른 문제점도 많아지고 있다. 아직까지 쌀로 인해 알레르기가 발생하는 경우는 거의 없지만, 밀가루 음식을 소화시키지 못하는 알레르기로 고생하는 사람들이 점차 늘고 있으며, 이들을 위한 '글루텐프리(Gluten free)' 식품까지 나오고 있는 실정이다. 하지만 밀가루를 가공 처리하는 과정에서 입맛을 자극하는 기름과 당분이 많이 첨가되어 그 유혹을 극복하기 어려운 것이 사실이다.

밀가루의 소비가 증가하면서 수입산 밀이 점차 많아지는 것도 큰 문제이다. 수입이라고 다 나쁜 것은 아니지만, 많은 시간이 필요한 수송 과정과 저장을 위해 약품으로 처리하는 일이 필수이다 보니 우리 몸에 해로운 것들이 과다하게 첨가되는 경우도 있다. 결국 이런 유해물질에 많이 노출된 원료로 만든 식품을 먹고 있다는 것이 문제이다. 이런 이유로 벌레들이 살지 못하도록 뿌리는 훈증제나 표백제로부터 벗어나기 위해 오래 전부터 진행된 '우리 밀 가꾸기' 운동과 더불어 '우리 밀빵 먹기' 캠페인이 정착되어 가고 있기는 하나 아직 미약한 정도에 불과하다. 그래도 환경과 식품의 안전성을 생각하는 우리 소비자들 덕분에 좋은 결실을 맺어가고 있는 점은 무척 다행스러운 일이다.

패스트푸드의 범람

우리 식탁의 큰 변화 중 하나는 많은 사람들이 패스트푸드에 익숙해져가고 있다는 점이다. 생활수준이 높아졌을 뿐만 아니라 워낙 생활이 바쁘다보니 외식 횟수가 자연스럽게 늘어나고, 이에 따라 패스트푸드와 인스턴트식품의 섭취가 함께 증가하고 있다. 메뉴를 선택하면 바로 음식이 나오는 패스트푸드와 장을 봐서 반찬과 국, 찌개를 끓여 차려내는 우리의 식문화는 사실 따라가기 어려울 정도로 속도에 현저한 차이를 보이는 것이 사실이다.

패스트푸드나 인스턴트식품 전체가 나쁘다는 것은 아니다. 어쩌다가 기회가 왔을 때 먹게 되는 것이 아니라 주식으로 자리를 차지하고 있다는 점이 문제이다. 슬로푸드인 김치나 된장과 같은 발효식품들이나 밥과 같은 기본 식품들은 체내에서 흡수되어 혈당치가 올라가기까지 상당한 시간이 흐르는데 비하여 패스트푸드는 섭취를 하자마자 빠르게 흡수가 되기 때문에 뇌에서 적절한 양을 섭취하였는지를 판단하고 조절하기도 전에 이미 식사가 끝나버린다. 또한 설탕이나 포도당 등 체내에 바로 흡수될 수 있는 재료들로 만들다보니 입 안에서 느껴지는 맛에 대한 선호도도 훨씬 뛰어나다. 당연히 우리 몸에 적절한 당분을 비롯한 영양소의 양을 조절하기가 매우 힘들 수밖에 없다. 게다가 식단 자체가 고칼로리여서 과잉으로 음식물을 섭취하게 되는 경우가 대부분이다.

가장 문제가 되는 것은 어린 시절부터 패스트푸드 맛에 중독된 사람이라면 어른이 되어서도 그 맛을 잊을 수가 없고 포기하기가 힘들다는 점이다. 햄버거 속 패티를 떠올려보라. 재료를 잘게 다져 입 안에서 사르르 녹을 만큼 부드럽고 맛있어서 어린아이들이나 젊은이들이 열광적으로 좋아할 수밖에 없다. 패스트푸드 속에 많이 들어있는 정제된 설탕과 소금, 지방은 마약에 중독됐을 때처럼 뇌에 화학적 변화를 일으킨다는 것이 밝혀졌음에도 불구하고, 패스트푸드의 소비는 좀처럼 줄어들지 않고 있다. 바람직한 식습관을 어려서부터 잡아주지 않으면 안 되는데도 맛의 유혹을 뿌리치기가 어렵다는 점 또한 오늘날 우리가 겪고 있는 변화 중 하나이다.

식품첨가물로 인한 영양 불균형

가공식품이라고 해서 그 음식물 자체가 인간에게 해로운 것은 아니다. 문제는 가공식품은 기호적 경향이 강해야 하며, 맛이 좋아 계속 먹어도 싫증이 나지 않아야 한다는 것, 그리고 저장기간이 최소한 6개월 이상이라는 점에 있다.

맛이 좋고, 저장기간이 긴 음식이라고 무조건 나쁘다 할 수는 없다. 하지만 인간의 편의성에 맞춘 이런 음식을 만들기 위해서는 '식품첨가물'을 넣어야만 한다. 식품첨가물은 이름처럼 자연 그대로의 음식에 첨가되는 화학물질이다. 신선하지 않고, 맛있지 않은 음식을 신선하고 맛있게 만들 수 있는 마법과 같은 물질이기도 하다. 식품의 저장성을 길게 하려면 방부제를 넣고, 시각적 신선함을 위해 발색제를 넣으면 된다. 완성된 모양과 맛은 진짜와 다르지 않지만, 사실상은 방부제와 조미료가 범벅이 된 가짜 음식이다. 그뿐만이 아니다. 식품첨가물은 때로 순수한 식품에서 얻어야 하는 영양성분을 대체하기도 한다. 모조 간장의 예를 들면, 간장의 구수한 맛을 내는 아미노산을 얻기 위해 기름을 짜고 남은 콩 찌꺼기인 탈지대두를 넣고, 화학조미료인 글루타민산나트륨으로 맛을 낸 후 감미료로 살짝 단맛을 보탠다. 여기에 보존료까지 넣으면 1년이 넘게 걸리는 발효간장이 1개월도 안 되는 기간에 만들어진다. 이것이 어찌 진정한 발효식품이라고 할 수 있겠는가?

우리가 유제품이라고 믿는 식품도 실제 우유나 생크림이 들어가는 경우보다 식물성 유지나 카제인나트륨 등의 식품첨가물이 들어가는 경우가 많다. 이렇게 가공식품이 주가 된 식생활을 계속 유지하면 영양소의 결핍이 일어날 수밖에 없다. 그뿐인가? 요즘 여러 식품에서 나오는 이물질들을 볼 때 그 회사에서 제조하는 가공식품의 위생 관리 상태는 보지 않아도 어떨지 충분히 상상이 간다.

동의보감 등의 한의서에는 '약식동원(藥食同原)'이라 하여 음식의 중요성을 강조하고 식보(食補), 섭생(攝生)에 대하여 많은 내용을 적고 있다. 요약하면 햇볕을 듬뿍 받고 자란 자연의 선물인 음식을 순리에 맞게 잘 먹는 것이 건강한 생활의 원칙이며, 더 나아가 질병을 치료하고 회복하는 비결이라는 것이다. 우리 조상들의 지혜롭고 건강한 밥상이 식품첨가물의 홍수 속에서 점점 사라지고 있는 걸 보면 안타까움을 금할 길이 없다.

영양소 과잉 섭취와 운동 부족

우리나라 식탁의 변화 중 또 하나는 바로 영양 공급이 지나치게 많아졌다는 것이다. 영양은 모자라지도, 넘치지도 않아야 건강을 유지하는 데 도움이 된다. 그런데 현대에 이르러 영양과잉으로 인한 새로운 질병까지 생기고 있으니 참으로 심각한 일이다. 영양과잉 같은 문제는 음식을 잘 먹고 난 다음 운동을 하거나 많은 활동을 통해서 에너지를 소모시켜 극복할 수 있는데, 현대에는 오히려 생활 속의 활동량이 몰라보게 줄어든 것이 원인이다.

한창 성장기에 있는 청소년들을 보면 대부분 TV 앞에 있거나 모니터를 들여다보고 게임에 빠져있다. 밖에 나가서 놀거나 뛰는 신체활동은 거의 하지 않는다. 한 세대 전만 해도 소풍을 갈 때조차 걸어서 가고는 했다. 어린 꼬마들이 하루 종일 걷고 또 걷지만 힘들다기보다는 평소 먹지 못했던 과자, 삶은 달걀, 사이다, 김밥 등을 먹을 수 있다는 기쁨에 모든 것을 극복할 수가 있었다. 일 년에 두 번 그렇게 걸어서 소풍을 다녀오면 알게 모르게 운동이 되고 몸도 튼튼해졌다. 그러나 요즘은 아예 소풍이 없어졌고, 있더라도 관광버스를 대절하여 입구까지 타고 가다보니 도대체 운동이 될 만한 소지가 없다. 가뜩이나 활동량이 부족한데 학교에 오고 갈 때도 학교버스나 자가용을 이용하고, 체육시간마저 많이 줄어들다 보니 비만이나 고혈압과 같은 성인병이 청소년들 사이에 많이 나타나고 있다.

앞서 살펴본 요소들이 최근 우리의 식탁에 나타나고 있는 대표적인 변화들이다. 이 변화들을 보면, 외국의 과학자들까지 관심을 갖고 있는 훌륭한 우리 식탁을 우리 스스로 포기하고 기피해온 것은 아닌지 반성할 필요가 있다. 한국인의 전통 밥상이 왜 지금에 와서 우수한 식문화로 평가되고 있는지는 지금부터 자세하게 살펴보도록 하자.

세계에 내놓아도 손색없는 한국인의 밥상

우리나라 전통 밥상은 서구의 여러 나라들에 비해 우수한 장점을 지니고 있다. 그 장점들 중에서도 가장 중요한 것은 바로 영양학적으로 가장 이상적인 식단이라는 점이다. 먼저 우리 전통 밥상의 영양학적인 측면과 식재료 측면에서 살펴보도록 하자.

우선, 우리나라 밥상은 열량을 과잉으로 공급하지 않는다. 주요 식재료부터가 열량을 많이 함유하고 있지 않으며, 조리 방법 역시 열량의 과잉 공급보다 영양소의 파괴를 줄여 영양분을 골고루 섭취하는 방향으로 계속 발전을 이루어왔기 때문이다. 때문에 한국인의 밥상은 어느 나라의 식단보다 탄수화물, 단백질, 지방의 3대 영양소의 섭취 균형이 적정 비율에 매우 가깝다고 평가된다. 또한 쌀을 주식으로 하고 있으며, 많은 종류의 부식을 평상시에 섭취하고 있기 때문에 영양적으로 균형 잡힌 식생활을 유지할 수 있다. 특히나 곡식과 채소가 주를 이루는 밥상이기 때문에 한국의 전통음식은 세계에서 인정받는 건강한 밥상이다.

우리 전통음식의 우수성은 식재료 자체에서도 찾아볼 수 있다. 전통음식의 대표적인 재료인 콩만 봐도 그렇다. 콩 단백질에는 쌀에 부족한 리신이 많아 콩밥을 지어 먹으면 쇠고기에 손색없는 단백질 공급원이 된다. 또한 콩 단백질의 장기적인 섭취는 혈중 콜레스테롤 수치를 낮추고 동맥경화를 예방한다는 여러 연구들이 보고되고 있다. 이에 따라 미국식품의약국(FDA)은 하루에 콩 단백질 25g을 섭취하면 심장병이 예방된다는 문구를 콩 제품에 표기할 수 있도록 정하고 있다.

최근에 가장 각광을 받고 있는 콩의 생리활성성분으로는 '이소플라본'을 들 수 있다. 이소플라본은 골다공증, 유방암 그리고 전립선암과 같은 생식계 암에 예방효과가 크다. 특히 골다공증은 여성호르몬의 분비가 감소되는 폐경기 이후 여성에게서 급증하는데, 콩 속에 함유된 이소플라본은 여성호르몬과 유사한 구조를 띠고 있어 골다공증을 예방할 것으로 기대하고 있다. 최근의 여러 조사 결과, 폐경기 이후의 골다공증 발생률이 동양보다 서구권에서 더욱 높다는 것을 발견했으며, 이러한 차이는 동양 여성이 서양 여성에 비해 콩으로 만든 식품을 많이 섭취하기 때문인 것으로 추정되고 있다.

나물반찬으로 자주 식탁에 오르는 도라지 같은 경우에도 식재료로써 그

가치가 높다. 도라지에는 '사포닌'이라는 성분이 들어 있는데, 신종플루가 유행할 때 면역력을 향상시킨다 해서 많은 사람들이 찾았던 홍삼, 인삼에 들어 있는 유용한 성분 중 하나가 바로 사포닌이다. 물론 구조적으로 도라지와 홍삼의 사포닌은 약간의 차이가 있지만, 도라지도 인삼이나 홍삼 못지않게 면역력을 향상시키는 건강식품이다. 또 도라지는 가래 삭힘, 혈당 강하, 콜레스테롤 저하의 효과도 가지고 있다. 최근 연구에 따르면 여성의 폐경에 의한 에스트로겐의 감소가 골다공증을 유발시킨다고 밝혀졌는데, 도라지 추출물 중에는 뼈 속 콜라겐의 함량을 증가시켜 골 대사와 관련된 질환을 완화시켜주는 성분이 들어 있다.

나물이나 각종 탕에 자주 쓰이는 미나리도 영양학적으로 훌륭한 식재료이다. 현대인들의 동물성 식품 섭취율의 증가로 인해 생겨난 체지방을 줄여주는 역할을 하는 동시에 체내의 나쁜 콜레스테롤을 몸 밖으로 배설하는 것을 도와주며, 골밀도를 높여 뼈를 튼튼하게 해주는 역할도 한다. 맛과 향이 일품이어서 나물 반찬으로 준비하면 식욕을 돋구어준다. 한편, 비타민 A, C와 칼슘, 철분 등 무기질이 풍부한 알칼리성 식품이어서 술을 마신 후의 주독을 제거할 뿐만 아니라, 대장과 소장을 원활하게 해주는 등 신진대사를 촉진시킨다. 변비를 해소하고 독을 제거하는 디톡스 식품으로도 각광을 받고 있다. 복어탕을 끓일 때 반드시 미나리를 넣는 것도 복어의 독성을 약하게 만들어 주기 때문이다. 근래에는 혈압을 내리는 효능이 인정되어 고혈압 환자들에게도 인기를 끌고 있다.

그밖에도 들깨에는 오메가-3와 같은 불포화지방산이 많이 들어 있어 혈액 순환에 도움을 준다. 나물을 만들 때 마늘, 고추 등을 함께 넣는 것도 앞에서 언급한 바와 같이 항암 효과와 비타민, 무기질의 보강 효과를 노린 것이다. 이런 재료들이 모두 우리 밥상에, 그것도 한 끼 식사로 등장한다. 그러니 한국인의 밥상을 보면 모두가 건강에 좋은 것들로 가득 채워진 최고의 식단이라고 극찬할 수밖에 없다.

한국인의 밥상은 이처럼 많은 이점을 가지고 있지만 그럼에도 한 가지 유의해야 할 사실이 있다. 현재 우리나라의 암으로 인한 사망률 중 1위가 위암이라는 사실을 통해서도 알 수 있듯이 한국인의 전통적인 식생활은 타 민족에 비하여 맵고 짠 자극성 음식 재료가 많고, 김치와 같은 절임식품, 고추장 및 된장과 같은 염장식품, 저지방, 고탄수화물의 식단이 주류를 이루어 위 점막의 손상을 가속화시키는 요인이 되고 있다. 다행스럽게도 요즘에는 우리 전통 음식의 장점은 살리되 이런 단점들을 보완하기 위해 맵고 짜고 자극적인 음식을 줄이는 경향이 보인다. 우리 전통 식생활의 장점을 살려 곡류와 채소 위주의 식사로 콩 제품의 섭취를 늘리고, 단점으로 지적되는 지나치게 짜거나 매운 음식의 섭취를 줄인다면 우리의 전통 밥상은 세계 어느 곳에 내놓아도 손색이 없는 건강식이 될 것이다.

몸을 생각하는
전통음식 조리법

전통음식은 우리가 알고 있는 현대의 음식과 조리법에서부터 많은 차이를 보인다. 그중에서도 가장 큰 차이는 가열 온도가 100℃를 넘지 않고, 삶거나 찌기 때문에 영양 성분의 파괴가 적게 일어날 뿐 아니라 가열 중 유해물질이 만들어질 염려가 없다는 점이다. 게다가 선택되는 재료 또한 우리가 살고 있는 주변의 흔한 것들로, 우리 몸과의 조화를 가장 먼저 생각한다.

전통음식의 면면을 들여다보면 음식 하나하나에 우리 조상들의 놀라운 지혜와 과학적 의미가 담겨 있다. 오늘날 우리들의 과학적인 지식으로 접근하기 어려운 부분까지도 오랜 경험을 통하여 얻은 지혜로 담고 있으니 놀라울 따름이다. 김치와 된장의 효능만 봐도 전통음식의 우수성을 단박에 알 수 있지 않은가!

그에 비해 오늘날 우리가 조리하는 방법들은 입을 즐겁게 할지는 몰라도 건강 면에서는 매우 좋지 않은 요소들로 가득하다. 한 예로 100℃가 넘는 온도에서 튀기거나 직화에 굽는 방법은 손쉽고 맛있게 느껴질 수 있지만, 영양 성분의 파괴는 물론, 가열 중 생성되는 유해물질로 인하여 발암물질을 생성하기도 한다.

전통음식을 만들 때는 기름도 동물성 기름보다는 참기름, 들기름과 같은 항산화물질이 풍부한 식물성 기름을 선호한다. 이런 차이는 밥상을 차리는 것만 봐도 단번에 드러난다. 우리는 손님을 초대하여 대접할 때 미리 한상 그득하게 깔아놓는다. 하지만 중국음식이나 서양음식을 보면 한번에 나오지 않고 하나씩 코스대로 나온다. 왜일까? 가장 큰 이유는 우리와 다른 방법으로 조리를 하기 때문이다. 즉 요리에 사용되는 기름이 식물성이 아니라 동물성이기 때문인데, 동물성 기름은 뜨거울 때는 맛이 있지만 식으면 맛이 없어지기 때문에 우리처럼 한상에 가득 차려놓을 수가 없다는 단점이 있다. 음식이 식기 전에 먹을 수 있도록 하기 위해서는 하나를 먹고 난 뒤 다른 음식을 제공해야 하기 때문에 수고스럽지만 코스요리처럼 대접하지 않으면 안 되는 것이다.

반대로 우리 음식을 한상에 펼쳐 놓을 수 있는 건 바로 식물성 기름을 사용하기 때문이다. 나물을 무치거나 볶거나 할 때 보면 들기름이나 참기름과 같은 식물성 기름을 많이 쓴다. 이 식물성 기름은 동물성 기름보다 훨씬 더 우리 몸에 유익하다. 맛에 있어서는 다소 동물성 기름에 비하여 떨어지지만 항산화성이 뛰어나고, 건강의 측면에서 봐도 성인병 예방을 위해 바람직한 선택이다. 미국의 보건당국도 동물성 식품보다는 식물성 식품, 동물성 기름보다는 가급적 식물성 기름의 섭취를 늘리라고 권고하고 있다.

식물성 기름에는 불포화지방이 많고, 그중에는 특히 우리 몸에 필요한 필수지방산들이 많이 포함되어 있다. 필수지방산은 우리 몸에 꼭 필요하지만 몸 안에서 만들어 낼 수 없기 때문에 외부로부터 공급을 받아야 한다. 그런데 현실은 좀 다르다. 식물성 기름이 몸에 좋다는 걸 알면서도 사람들은 맛이 좋은 동물성 기름을 선호하는 경향이 두드러진다. 한 예로, 식물성 기름이 건강에 좋다는 연구 결과가 발표된 뒤 많은 패스트푸드 레스토랑에서 사람들이 즐겨 먹는 프렌치프라이를 식물성 기름으로 대체하여 튀기기 시작한 일이 있다. 그런데 대부분의 매장에서 매출액이 급감하는 사태가 벌어졌다. 그 이유를 들어보니 식물성 기름으로 튀기면 맛이 없다는 것이었다. 그래서 부랴부랴 다시 일부 메뉴를 제외한 나머지에 동물성 기름을 썼더니 원래의 매출액으로 회복되었던 사례가 있다.

중국음식점에서 만들어지는 음식들이 집에서 조리한 것과 다르게 맛이 있는 것도 기름의 차이 때문이다. 중국음식점에서는 돼지기름 등을 사용하는 데 반하여, 일반 가정에서는 식물성 기름을 사용하기 때문에 중국음식점처럼 특이한 풍미를 내기 힘든 것이다. 조리 실력과는 사실 관계가 없다.

그럼, 식물성 기름은 어떤 상태일 때 몸에 가장 좋을까? 가장 좋은 기름은 당연히 한 번도 뚜껑을 열지 않았던 신선한 기름으로 햇빛에 노출되지 않는 선선한 곳에서 보관한 것이 좋다. 만약 한 번이라도 사용한 기름이라면 사용하지 않은 기름과 따로 놓는 것이 바람직하다. 튀김을 만들기 위해서 가열처리를 한 적이 있는 기름의 경우 빠른 속도로 지방이 산패될 수가 있기 때문에 오래 두고 먹지 않는 것이 좋다. 햇빛이나 불빛이 미치지 않는 곳에 보관해야 지방산패가 일어날 확률이 적다. 형광등과 같은 불빛을 피하기 위해 갈색 병이나 초록색 병 등에 담아서 판매하는 것도 지방산패를 억제하기 위한 방법 중 하나이다. 불포화지방이 많은 참기름이나 들기름의 경우, 가능하면 작은 용기에 담겨진 것을 이용하는 편이 보다 더 신선한 상태로 이용할 수 있는 방법이다.

기름의 종류별로 이야기한다면 일반 옥수수 기름이나 대두유보다는 포도씨 기름이나 유채씨 기름 등의 채종유가 더 좋다. 튀김에 사용하는 것도 일반 기름은 1~2번까지만 사용해야 하나 포도씨 기름은 5~6번까지 사용해도 무방하다. 그만큼 산패가 천천히 일어나기 때문이다. 참기름이나 들기름도 항산화제가 많이 함유되어 우리 몸에 유익한 기름이라고 볼 수 있다. 최근 많은 사람들이 즐겨 먹기 시작한 올리브유는 산도에 따라 다양하게 구분되는데, 엑스트라버진 올리브유가 가장 좋은 기름이며, 일반적인 올리브유는 그보다 산도가 높은 것이다. 품질 면에서 약간 떨어지지만 올리브유는 다른 종류의 기름보다도 불포화지방산인 올레산이 가장 많은 것이 특징이다.

오메가-3를 대표하는 들기름이나 오메가-6를 대표하는 참기름의 경우 한 가지 기름만을 고집해서 먹는 것보다 두 가지 기름을 모두 먹는 것이 영양학적인 기능면에서도 더 효율적이다.

우리 전통 식단이
바로 슬로푸드

슬로푸드(Slow Food)는 말 그대로 패스트푸드(Fast Food)의 반대되는 개념이다. 이름처럼 천천히 즐길 수 있는 음식을 말하며, 재료부터 음식을 만드는 과정까지 모든 것이 인위적이지 않고 천천히 이루어진다.

슬로푸드는 1986년 이탈리아 로마에 위치한 유서 깊은 스페인 광장에 맥도날드 1호점이 생긴 것에 충격을 받은 요리 칼럼니스트 카를로스 페트리니와 그의 친구들이 '미각의 즐거움, 전통음식 보존' 등의 기치를 내걸고 시작한 활동이 시초이다. 그들이 내세운 슬로건은 다음과 같다. "조용한 기쁨을 굳건히 지켜가자. 이것이야말로 빠르게 돌아가는 삶의 방식을 선택한 세상의 어리석음에 대적할 수 있는 유일한 방법이다."

슬로푸드 운동이라는 단어는 음식과 포도주에 대해 쓴 한 이탈리아 요리

책에서 시작되었다. 이 책은 곧 베스트셀러가 되었고, 이탈리아 북부의 작은 마을 브라를 본거지로 본격적인 활동에 들어간 슬로푸드 운동은 현재 100여 개국 8만여 명의 회원이 활동하는 세계적 규모의 시민운동으로 성장하였다. 이 운동이 담고 있는 의미는 다음과 같다.

첫째, 우리가 먹는 음식은 맛이 좋아야 한다. (Good)
둘째, 우리가 먹는 음식은 환경을 해치지도, 다른 생명체의 권리를 짓밟지도, 우리의 건강을 위협하지도 않는 깨끗한 방법으로 만들어져야 한다. (Clean)
셋째, 우리가 먹는 음식은 생산자들이 정당한 대가를 받으면서 만들어져야 한다. (Fair)

이처럼 슬로푸드 운동은 단순히 천천히 조리된 음식을 천천히 먹는 행위를 넘어서서, 세계 각 나라마다 가지고 있는 전통적인 음식 문화를 보호하고, 재발견하고, 널리 알리며 더 나아가 환경까지 생각하는 활동이다. 최초의 원료를 어디서, 누가, 어떤 방식으로 재배했는지, 그것이 어떤 과정을 거쳐 가공되었는지, 이런 것들을 모두 추적할 수 있는 음식이 바로 좋은 음식, 슬로푸드이다. 그래서 슬로푸드를 먹는 삶은 풍요롭고 유쾌할 수밖에 없다.
현대 사회에 이르러 환경 문제로 인한 수많은 질병이 생겨나면서, 사람들은 다시금 '슬로푸드'에 관심을 기울이고 있다. 우리의 몸에 가장 좋은 것은 바로 자연 그대로의 것이 아니던가. 각종 첨가물이 들어간 음식이 아닌 시간과 자연을 품고 가장 자연스럽게 숙성된 재료가 우리의 몸에 가장 좋다는 각계의 다양한 연구 결과로 인해 이제 우리는 그저 빠르고 맛있게 한 끼 식사를 때우는 식습관에서 벗어나야 한다는 자성의 목소리를 높이고 있다.

슬로푸드는 어느 특정한 종류의 먹을거리만 지칭하는 것이 아니라 생산하고 가공하는 방식과 식사 방법까지 모두 관련되어 있기 때문에, 우리의 식탁을 건강하게 바꾸려면 식사 방법까지 변화하려는 노력을 해야만 한다. 한 끼 식사를 그저 배를 채우기 위한 행위로 인식하고 단숨에 먹어 치운다면, 아무리 슬로푸드 음식이라할지라도 그것은 진정한 슬로푸드 정신이라 볼 수 없다. 음식에 대해 생각하고, 음식을 만든 사람에게 감사하며, 천천히 맛을 음미하면서 먹는 것이 진정한 슬로푸드 운동의 핵심이기 때문이다.

외국의 대표적인 슬로푸드라면 오랜 시간을 발효해서 그 제조 방법에 따라 수만 가지의 맛을 내는 치즈와 와인, 그리고 공들여 기른 채소와 과일 등을 들 수 있다. 우리 음식에도 당연히 슬로푸드가 있는데 대표적으로 '장'이 있다. 장을 담그는 과정은 그야말로 정성과 노력이 듬뿍 담긴 슬로푸드 정신 그 자체라고 할 수 있지 않은가. 콩을 수확하여 메주를 만든 뒤 오랜 시간 담그고, 삶고, 찧고, 모양을 만들어 말리고 재우기를 반복해야만 깊은 맛이 나는 우리의 장은 조상들의 지혜가 빚어낸 세계적인 건강식품이다.

그런데 문제는 너무나 바쁜 생활에 쫓겨 사는 현대인들이 슬로푸드가 좋다는 걸 알면서도 시간의 편의성 때문에 어쩔 수 없이 패스트푸드를 찾고 있다는 점이다. 슬로푸드를 우리 식생활 안으로 끌어들이는 것이 그렇게 어려운 일일까? 설사 그렇다고 해도 내 건강을 위해, 가족의 건강을 위해 앞으로는 반드시 식생활을 슬로푸드로 변화시켜야 한다. 조금만 시간과 정성을 들이면 얼마든지 건강한 식생활을 영위할 수 있다. 직접 김치를 담가 보는 것도 바로 이런 변화의 첫걸음이 될 것이다.

우리 몸을 건강하게 하는 발효식품

발효와 부패는 사실 같은 말이나 다름없다. 두 가지 모두 미생물의 작용에 의해 가수분해되어 작은 분자로 잘게 부서지면서, 소화 흡수되거나 이용되어 새로운 물질이 되는 과정을 뜻하기 때문이다. 발효의 첫 번째 과정은 음식물이 미생물에 의해 작은 분자로 하나씩 쪼개져 나가는 것에서 시작한다. 다시 말해서 미생물이 만들어 놓은 효소들에 의해 음식물이 분해되어 인체 내에서 소화가 잘되고 흡수하기 쉬운 형태로 바뀌는 것이다. 두 번째로는 이렇게 부서진 작은 분자들을 미생물들이 생리활성물질이나 항생물질 등과 같은 새로운 물질로 변화하는 과정이다. 새로운 약이 만들어지거나 건강기능식품의 원료 등의 생성도 모두 발효과정의 하나라고 할 수 있다.

발효식품은 미생물 등에 의해 이미 많이 분해가 이루어져 있기 때문에 나이가 들어 체내에서 효소의 생산이 원활하지 못한 사람들뿐만 아니라 외부로부터 따로 소화효소를 공급받아야 하는 사람들에게 좋다. 소화력이 떨어진 사람들도 발효식품을 먹게 되면 소화가 잘되어 부담이 없다.

하지만 이런 미생물의 작용이 항상 이로운 것만은 아니다. 암모니아 가스와 같이 썩은 냄새를 풍기거나 병원성물질을 만들어 내거나 혹은 히스타민이나 타이라민과 같이 인체에 알레르기를 유발시키는 '교감신경성작용제'라는 물질을 만드는 경우도 있다. 여기서 발효와 부패의 차이가 생겨난다. 즉 사람에게 좋은 것이 만들어지면 '발효'라고 부르고, 만들어 낸 산물 중에 해가 되거나 안 좋은 물질이 들어 있으면 '부패'라고 부르는 것이다.

문화적인 차이에 의해 한 가지 음식을 두고도 의견이 나뉘는 경우도 있다. 우리나라 사람은 창란젓이나 토하젓, 삭힌 홍어 등을 잘 먹지만 서양 사람들은 이렇게 부패된 것을 어떻게 먹느냐고 이야기한다. 반대로 치즈를 즐겨 먹는 서양 사람들을 보면서 똥냄새가 난다며 코를 쥐어트는 한국인도 있을 것이다. 이처럼 사람에게 유익하다는 기준은 그 경계가 상당히 주관적이다.

우리나라 사람들은 오래 전부터 발효과정을 거쳐서 만들어진 음식들을 많이 먹어 왔다. 각종 김치, 된장, 고추장, 청국장, 막걸리, 가자미식해를 비롯한 생선 식해, 음료로 마시는 식혜, 젓갈류 등이 여기에 속한다. 발효는 지구상의 많은 나라에서 오랜 경험을 통하여 찾아낸 식품가공방법 중 하나이다. 우연히 드러나게 되었지만 이런 발효과정을 통해서 얻어진 식품들은 맛도 좋고, 소화도 잘될 뿐만 아니라 저장성도 좋아져 많은 사람들이 활용하게 되었다.

전 세계적으로 오래 장수하는 마을의 특징을 보면 하나같이 텃밭을 가꾸거나 가벼운 일을 꾸준히 한다. 또 편안한 생각을 하고 신선한 음식과 발효한 음식을 즐겨 먹는다. 서양 사람들이 치즈나 요구르트를 많이 먹고, 우리나라에서 된장이나 김치와 같은 음식을 꾸준히 먹는 것이 그것이다. 발효식품에는 미생물들이 소화가 잘되도록 분해시켜놓은 영양소도 많지만, 우리가 평소에 이용하지 못하는 성분들까지 미생물에 의해 분해되어 이용되며, 또한 유용한 물질들을 만들어 내놓기도 한다. 된장이나 청국장에 항암성분이 생겨나는 것처럼 말이다. 다음에 나오는 발효식품들을 보면서 이것들이 어떻게 변하며, 우리 몸에 어떤 작용을 하는지 좀 더 자세히 알아보도록 하자.

된장

된장국, 된장찌개는 오랫동안 우리 밥상의 중요한 자리를 차지해왔던 전통발효식품이다. 최근의 여러 연구 결과에 따르면 암을 예방하는 식품이기도 하다. 우리나라의 장수노인을 대상으로 조사한 바에 따르면 90% 이상이 하루 한 끼 이상 된장국을 먹는다고 할 정도로 된장은 장수식품의 하나로 꼽히고 있다. 된장은 콩에 들어 있는 영양소뿐 아니라 발효과정에서 생기는 생리활성물질에 의해 각종 퇴행성질병을 비롯한 암 예방에 중요한 역할을 한다.

　재래식 된장은 발효과정 중 갈변화 반응으로 생겨나는 갈색물질이나 암모니아 등이 혹시라도 나타날지 모르는 유해물질을 제거해 주거나 억제시키는 효과가 있다. 콩 자체에도 항암성분이 들어 있지만, 된장에는 발효과정을 거치면서 만들어진 다양한 항암물질이 더 많이 들어 있다. 이러한 성분들 중에는 폐경기증후군을 비롯하여 유방암, 전립선암, 폐암 등 여러 암과 골다공증을 예방하는 효과가 있다. 또 이런 유용한 성분들은 된장찌개나 된장국처럼 높은 온도에서 가열처리해도 별로 파괴되지 않는다는 특징을 갖고 있다.

　우리는 조상 대대로 내려온 미생물 발효 방식에 따라 된장을 만들어 먹어왔다. 콩이 발효되면서 생기는 미생물과 이들이 만들어 낸 효소가 콩을 잘게 부수고 분해하기 때문에 영양소가 우리 몸에 잘 흡수된다. 아무리 좋은 음식이라 할지라도 좋은 영양소 성분들로 분해되고 소화도 잘되어 흡수율이 높은 상태가 되어졌을 때 비로소 좋은 음식이라고 말할 수 있다. 된장처럼 미생물 발효에 의해 생산된 것들이 좋은 음식에 해당되며, 이들을 많이 섭취해야 하는 이유가 바로 이 때문이다.

청국장

　삼국시대 때부터 전해 내려온 전통식품 중 하나인 청국장은 겨울철 찌개 거리로 오래 전부터 사랑을 받았지만 특유의 냄새 때문에 젊은이들에게는 인기가 없는 식품이기도 하다. 청국장은 겨울철 햇콩을 삶아 따뜻한 온돌

아랫목에서 발효시켜 만들기 때문에 주로 겨울에 먹는다. 이 과정에서 미생물들에 의해 단백질이 분해되어 아미노산으로 만들어지면서 소화 흡수율이 훨씬 높아지게 되며, 이때 여러 가지 기능성 물질이 함께 만들어진다. 뿐만 아니라 청국장 특유의 퀴퀴한 냄새도 만들어지는데, 이것은 아미노산이 한 번 더 분해되면서 생기는 암모니아 가스 냄새이다. 청국장을 꺼리는 사람들에게는 이 냄새가 고역이지만 또 한편으로는 잡균의 증식을 억제시켜주는 효과를 갖고 있어 몸에 이롭다.

청국장이 발효되면서 만들어지는 다양한 물질 중 발효균주인 미생물들은 대장에 존재하는 유익한 균을 도와서 장을 깨끗하게 해주고, 콩에 함유된 식이섬유들이 체내 노폐물을 배출시킨다. 청국장을 먹으면 우선 장이 편안해짐을 느낄 수 있는데, 이는 콩에 함유되어 있던 탄수화물이 분해되어 올리고당을 만들어주기 때문이다. 이 올리고당은 장 속의 유산균을 증가시키고 원활한 활동을 도와주기 때문에 장이 편안하게 느끼게 된다. 30g 정도의 청국장을 먹는다면 3백억 마리의 유익한 균을 먹는 효과가 있으며, 이들이 만들어 내놓는 효소와 각종 생리활성물질을 먹는 효과를 얻게 되는 셈이다.

발효한 청국장을 숟가락으로 뜨면 끈적끈적한 실 같은 점액물질을 볼 수 있으며, 이것 외에도 갈변화된 물질, 고분자 핵산 등 여러 성분들이 포함되어 있다. 갈변 물질과 점액성의 물질은 강력한 항산화 효과와 항암 효과를 가지고 있는 것으로 알려졌으며 미용에도 효과가 있는 것으로 밝혀졌다. 뿐만 아니라 당뇨를 예방하는 작용을 한다.

한편, 부드럽게 정제되고 섭취가 간편한 식품들을 많이 먹는 현대인에게는 식이섬유와 비타민, 미네랄이 부족하기 쉬운데, 이들은 신진대사를 조절하는 영양소로 영양 성분을 분해시켜 주는 중요한 역할을 한다. 따라서 이들 영양소가 부족해지면 탄수화물, 단백질, 지방이 완전 분해되지 않고 지방으로 축적되어 비만이 되기 쉽다.

청국장은 칼로리가 거의 없고 우리 몸에 해로운 물질들을 함께 배설시켜주는 식이섬유, 비타민, 미네랄 등이 풍부하여 영양 상태의 균형을 유지해준다. 청국장을 매일 먹는다면 신진대사가 활발해지고 비만을 예방할 수 있으며, 노폐물의 배출이 잘 이루어져 각종 성인병을 막을 수 있다. 이외에도 여성호르몬과 유사한 구조를 갖고 있는 이소플라본을 비롯하여 사포닌, 피트산과 같은 항암물질이 풍부해 암 예방에도 효과적이다. 청국장에서 발견되는 단백질 분해 효소 중에는 혈전을 용해하는 성질이 있어 중풍을 예방하는 효과도 있다.

청국장은 대부분 찌개로 끓여 먹는데 사실 끓여서 먹는 것보다 생으로 먹는 것이 더 효과적이다. 이것은 청국장에 들어 있는 미생물과 효소가 대체로 열에 약하기 때문으로, 생청국장을 하루에 한두 숟가락씩 매일 떠먹는 것이 비타민 몇 알을 먹는 것보다 더 효용가치가 높다. 청국장 냄새도 백김치나 잘 익은 배추김치와 함께 먹으면 어느 정도 냄새가 가려져서 먹기에 불편함이 덜하다. 최근에는 균 관리를 잘하여 냄새가 나지 않는 청국장 제품이 소개되고 있다.

안동고등어

경주에서 동해안 쪽으로 승용차를 타고 30분 정도 달리다 보면 가포라는 항구가 있다. 이곳에서 조금만 더 위쪽으로 올라가면 울진군이 나오는데 여기가 조선 시대에 고등어를 잡아 지체 높은 양반들에게 보내던 안동이 있는 곳이다. 안동은 이조 말 안동 김씨가 한창 권력을 쥐고 있을 때 전국에서 값비싼 물건들이 가장 많이 몰리는 지역이었으며 여기에 고등어도 예외는 아니었다.

고등어는 상하기 쉽기 때문에 잡자마자 내장을 발라낸 다음 소금을 뿌린 후 마차에 실어서 보내지곤 했다. 고등어는 마차에 실린 후 이틀 정도 걸려야 안동에 도착할 수 있었는데, 안동으로 오는 과정에 조금씩 발효와 부패가 일어나면서 생선 자체 내에 존재하는 미생물과 효소에 의한 자가 분해가 일어나고, 이 과정이 지나 생선이 썩기 직전에야 도착했다.

누군가 "생선이 언제 가장 맛있을까요?"라고 묻는다면 나는 자신있게 썩기 바로 직전이라고 대답할 수 있다. 그러나 그 시기를 맞추기도 힘들고, 놓치면 바로 썩어 버리기 때문에 보통은 썩기 훨씬 전에 먹어 버리고 만다. 생선이 썩기 바로 직전에 만들어지는 성분에는 우리들이 보통 핵산조미료라고 부르는 성분도 들어있다. 그만큼 맛이 있지만 이 시기가 지나면 맛은 몰라보게 달라져서 도저히 먹기 어려운 상태가 되고 만다.

그렇게 안동으로 운송되어 온 고등어들은 이미 발효과정을 거쳐 적당히 분해가 이루어져 가장 맛이 좋은 상태로 변해 있는 것이나 다름없었다. 하지만 다른 지역에서는 고등어를 먹어도 그 맛을 느낄 수 없기 때문에 안동의 간고등어는 점점 인기 있는 식품으로 자리를 잡게 되었다. 당시만 해도 고등어를 조리하는 사람들조차 그 맛이 발효에 의해 일어난 과정이라고는 미처 생각을 하지 못했다. 이런 경험이 바탕이 되어 오늘날 간고등어 제품이 나오되기에 이른 것이다.

생선처럼 과일도 썩기 직전이 가장 맛있다. 미생물이나 효소의 작용이 그만큼 활발하게 이루어지기 때문이다. 일종의 발효과정을 거치는 것이나 다름없다. 그러나 이 시점을 넘어서면 그 다음부터는 우리들이 싫어하는 냄새를 만들어 내기 시작한다. 썩기 직전까지 미생물이나 효소들의 작용을 받게 되면 소화가 잘 될 정도로 분해되어 있어 체내에서 별다른 어려움 없이 소화 흡수된다. 나이가 들어 소화력이 떨어진다 해도 이와 같은 발효식품은 부담 없이 먹을 수가 있다.

식해

식해는 고려 시대 이후 동해안 지역의 주민들이 즐겨 먹어 왔던 생선발효식품이다. 난류와 한류가 만나는 동해안에서는 생선이 풍부하였고, 이를 저장할 목적으로 활용되어 온 방법이 바로 식해를 만들어 먹는 것이었다.

식해는 주재료인 쌀밥 또는 조밥에 발효를 유도하기 위한 엿기름을 넣어 만든다. 여기에 다른 잡균의 번식을 막아 주기 위한 소금과 무채, 마늘, 생강, 고춧가루 등의 향신료, 그리고 가자미, 명태, 북어, 오징어 등 생선 두세 가지를 넣어 발효시켜 만든다.

식해의 매력은 맛이다. 생선이 발효되면서 단백질이 아미노산으로 분해되고, 우리가 삭혀졌다고 표현하는 감칠맛을 준다. 삭힌 지 약 1주일쯤 지나면 생선 비린내는 거의 사라지고 지방 분해효소와 단백질 분해효소의 활성이 높아져 뼈째 소화가 될 정도로 분해가 이루어진다.

식해에는 칼슘, 단백질 등 영양소도 풍부하게 함유되어 있다. 또 마늘, 고춧가루 등 김치와 같은 재료가 들어가므로 김치의 건강 효과, 즉 항암, 항산화 효과를 그대로 얻을 수 있다. 뼈째 삭혀 먹으므로 생선의 칼슘을 섭취할 수 있고, 단백질의 섭취도 가능하기 때문에 건강에 좋을 수밖에 없다. 최근 연구에 따르면 식해는 식중독 균을 죽이고, 통풍을 치료해 주며, 혈압과 혈중 콜레스테롤을 낮추는 효과가 있는 것으로 밝혀졌다.

막걸리

막걸리는 고두밥에 누룩을 섞고 발효를 시켜 빚은 술이다. 발효 후 부산물을 여과과정 없이 겅그레를 걸고 체로 걸러서 만든 것으로, 뿌옇고 탁하며 미세한 쌀 분말을 느낄 수 있어 입 안에서 텁텁함을 맛볼 수 있는 전통술이다. 적당한 감칠맛과 청량미가 있으며, 단맛과 쓴맛, 신맛과 떫은 맛 등이 잘 어우러진 술로 알코올 성분은 6~7% 정도 들어 있고, 오래전부터 서민들이 즐겨 먹어왔던 술이다.

막걸리는 다른 술과 달리 단백질과 비타민 B가 풍부한 술이다. 막걸리에는 1.9%의 단백질이 함유되어 있는데 우유의 단백질이 대략 3%인 것을 감안하면 매우 많은 양이라 할 수 있다. 우리 몸이 매일 필요로 하는 라이신, 트립토판, 페닐알라닌, 메싸이오닌 등의 필수아미노산도 10가지 이상 포함되어 있어 탁월한 건강식품이라고 말할 수 있다. 그 외에도 비타민 B와 이노시톨, 콜린 등 유용한 성분들이 함유되어 있다. 또 유기산을 0.8%가량 가지고 있는데, 이 유기산은 새큼한 맛을 내는 성분으로 갈증을 없애주는 역할과 신진대사를 원활하게 하는 역할을 한다. 피로물질이 쌓이면 피부가 거칠어지고 기미, 주근깨가 생기는데, 이 피로물질 제거에 한몫을 하고 있는 것도 바로 유기산이다.

최근 막걸리가 국제적으로 그 우수성이 알려지면서 일본 여성들이 한국을 방문할 때 막걸리팩 마사지를 하는 이유도 바로 여기에 있다. 막걸리에 함유된 유기산들이 각피를 제거해주는 효과가 있는 AHA(Alpha Hydroxy Acid: 화장품의 원료로 활용됨) 성분이기 때문이다. 일반 화장품에도 함유되어 있는 AHA 성분 외에도 막걸리에는 단백질과 비타민 B 복합체가 있어 피부 미용에 효과적이다.

막걸리에는 유용한 효모가 살아 있어 찐빵이나 증편을 만들 때 막걸리로 반죽하면 발효가 잘 되어 빵이 잘 부풀어 오른다. 효모는 술을 만들게 할 뿐 아니라 건강 증진에도 큰 도움을 준다. 효모는 생명 현상과 관계가 깊은 여러 가지 효소를 포함하고 있는데, 효모에 들어 있는 아미노산, 비타민, 무기질 등은 젊음을 유지하고 장수하기 위해서는 필수적인 것들이다.

술을 많이 먹으면 간이 나빠지지만, 막걸리에 함유된 메싸이오닌은 인지질 합성을 촉진하여 간의 지방을 적절히 운반하여 지방간이나 간경화를 예방하는데 도움을 준다. 알코올 도수가 높은 술을 마시면 위벽이 상해서 위 점막을 직접 자극하여 출혈과 점막하근육층에 부종을 유발시키고, 미세혈액 순환의 정체로 급성 위염을 유발하거나 위궤양이 되기 쉽지만, 막걸리는 발효식품이므로 알코올 도수가 6%에 불과하여 몸에 큰 부담을 주지 않는다. 또한 막걸리의 누룩추출물은 위 병변 억제효과가 있어 시메티딘(Cimetidine) 같은 약과 비교해도 효능이 결코 뒤지지 않다는 사실이 입증되었다. 이것은 막걸리에 포도주의 폴리페놀과 같은 역할을 하는 항염증 물질이 들어있다는 것을 의미한다.

지금까지는 통풍의 주범으로 맥주를 비롯한 모든 술과 육류, 해산물이 지목되어 왔다. 하지만 최근의 연구에 따르면 술을 통풍의 원인물질인 요산으로 전환하는 역할을 하는 잔틴산화효소(Xanthine oxidase)의 활성을 저해하는 물질이 막걸리에 많이 함유되어 맥주보다 통풍에 걸릴 확률이 현저히 낮음이 밝혀졌다.

체내에 영양이 과다하게 공급되면 몸은 에너지를 저장할 목적으로 지방세포의 수를 증가시키게 되는데 막걸리에는 지방세포의 수를 증가시키는 것을 방해하거나 지방세포 내에서도 지방 축적이 덜 이루어지도록 해서 비만을 예방하는데 도움을 준다.

더욱 놀라운 것은 막걸리에 항암 효과가 있는 '파네졸' 성분이 와인, 맥주보다 10~25배 더 많다는 사실이다. 막걸리 아래쪽에 혼탁한 부분을 포함해 서너 잔의 막걸리를 일주일에 두 번 정도 잘 흔들어서 마시면 실질적인 항암효과를 볼 수 있다고 한다. 막걸리를 빚는 전통누룩의 추출물에는 유방암 세포의 전이 능력을 저해하고, 전립선 암세포의 생육을 억제시키는 효과가 관찰된 바 있다. 이처럼 막걸리는 사람에게 필요한 여러 가지 영양소를 갖추고 있다. 그러니 다른 술보다는 차라리 막걸리를 선택하라고 권하고 싶다.

김치

'김치! 5대 항암 식품 중 하나로 선정되다!'

2006년, 미국의 건강전문잡지「헬스」는 김치를 세계 5대 건강식품으로 선정했다. 외국인들조차 우리 김치의 건강성, 영양성을 인정한 쾌거라 할 수 있다. 이처럼 세계적으로도 인정받고 있는 우리 김치는 여러 가지 재료들(마늘, 생강, 쪽파, 고춧가루 등) 자체만으로도 위암에 대한 항암 효과가 상당히 높다는 사실이 농촌진흥청 연구 결과 밝혀졌다. 그런데 이것을 배추와 함께 발효를 시켜 김치로 만들면 그 효과가 더욱 증가한다. 우리가 위암에 걸렸을 때 먹는 항암제가 위암세포의 성장을 약 79% 정도 억제하는 데 비해 약도 아닌 발효된 김치만 먹어도 거의 50%에 육박하는 효과를 보

발효된 김치, 양념채소가 위암세포(MKN45)에 미치는 암세포 성장 억제율(농촌진흥청 자료)

김치 구성 성분	암세포 성장 억제율	
	발효 전	발효 후
마늘	47%	51%
생강	29%	38%
쪽파	38%	48%
고춧가루	46%	56%
항암제(cis-platin)	79%	

여준다는 사실은 정말 놀라운 일이다.

항암제라고 하는 것들은 보통 암세포의 작용을 억제시켜 주는 효과가 있지만, 우리 몸에서 해가 되지 않는 정상적인 세포의 기능을 파괴하기도 한다. 때문에 치료 효과를 기대하는 평범한 사람들도 항암 치료를 받고 나면 초췌해지고 머리가 빠지기도 하며 오히려 예전보다 못한 상태로 힘에 겨워하는 모습을 볼 수 있다. 이처럼 항암제를 복용한다는 것은 또 하나의 이익을 위해 많은 부분을 포기해야 하는 어려움이 뒤따르는 치료방법이라고 할 수가 있다. 이에 반해 김치는 일반적인 반찬이라 아무런 부작용이 없으면서도 항암 효과가 있는 것이니 얼마나 다행스러운가!

이처럼 아무 부작용이 없는 약이 지구상에 몇 개 안 되는 것을 감안하면, 김치의 우수성은 전 세계에 자랑할 만하다. 또 김치에는 유산균이 많이 포함되어 있다. 모든 김치가 다 그러한 것은 아니지만 잘 익은 김치에는 요구르트보다 1,000배나 많은 수치의 젖산균이 들어 있다. 우리 몸에 유익한 젖산균은 pH를 낮추어 주어 해로운 균들이 더 이상 자라지 못하는 환경을 만드는 동시에 유익한 세균들이 번식할 수 있는 환경을 만들어 장내 정장효과를 제공한다. 그래서 매일 김치와 김치 국물을 꾸준히 먹는다면 굳이 요구르트를 먹지 않아도 된다. 그런데 요즘 젊은 청소년들은 김치를 잘 안 먹으려고 한다. 그래서 요구르트 같은 것을 별도로 사먹어야 되는 것이다.

정리하자면, 김치는 항암작용은 물론 젖산과 같은 유기산이 풍부하여 장내 정장작용을 도와 장내 환경을 건강하게 해주며, 신진대사를 촉진시킴으로 인해 노화가 예방되고, 혈압강하는 물론 콜레스테롤 수치를 낮추어 주는 등 인체에 유익한 효과를 보여주는 최고급 영양식품이다.

이상으로 소개된 대표적인 발효식품만 살펴봐도 이 식품들이 우리의 건강에 얼마나 좋은지 느꼈을 것이다. 여기서 이탈리아의 장수마을로 알려진 작은 마을의 발효식품에 대한 이야기를 한 가지 더 소개하겠다.

대부분의 장수마을에는 보통 여성들이 오래 사는데, 이탈리아의 조그만 섬마을인 사르데냐에는 100세가 넘은 남성들이 상당히 많다. 이곳에는 모두가 즐겨 먹는 카수 마르주(Casu Marzu)라는 치즈가 있는데, 이 치즈가 좀 특이하다. 보통 치즈가 향기도 좋고, 우리나라 사람들이 부담 없이 먹을 수 있는 반면, 이 섬마을의 치즈는 매우 독특하고 심지어는 역겨워 보통 사람들은 먹기가 힘들다.

언젠가 내가 직접 그곳을 여행했을 때였다. 멀리 한국에서 귀한 손님이 오셔서 드리는 것이라며 마침 주인이 그 치즈를 내놓았다. 겉보기엔 일반 치즈와 별반 다르지 않아 보였는데 특이하게도 그는 이 치즈를 바로 먹지 않고 종이봉투에 넣고 입구를 접어 공기가 통하지 않도록 만들었다. 그렇게 5분 정도 흘렀을까? 봉투 안에서 이상한 소리가 들리기 시작했다. 푸드득거리는 소리에 종이봉투를 살며시 열었더니, 맙소사! 하얀 벌레 같은 것들이 치즈에서 떨어지고 있는 게 아닌가. 산소를 차단하여 더 이상 버티기 어려운 벌레들이 치즈를 뚫고 나오는 것이었다.

그런데 더 놀라운 것은 그 벌레가 바로 구더기였다는 사실이다. 하지만 멀리 외국에서 찾아온 손님이라고 내놓는 음식을 거절하는 것은 예의가 아니었기에 힘겹게 먹을 수밖에 없었다.

　냄새부터 너무 역겹고 구더기가 자꾸 떠올라 먹는 자체가 고역이었지만, 발효에 관한 이들의 생각은 우리의 생각과 별반 다르지 않다는 생각에 놀라움이 일었다. 우리는 이 음식이 역겹지만, 이들은 이런 식품에 길들여져 있기 때문에 익숙하게 먹을 수 있는 것이다. 그건 우리가 젓갈김치나 창란젓을 먹는 것과 같은 경우가 아닐까? 아마 그네들도 우리 발효식품을 먹어보라고 권하면 냄새에 익숙하지 않아서 똑같은 모습을 보였을 것이다. 치즈의 발효에 구더기들을 이용함으로써 건강을 유지한다고 하니, 발효식품의 위력을 새삼 느낄 수 있었다.

　이렇게 나라가 다르고 방법이 달라도 발효라는 과정을 통해서 만들어지는 음식들은 국경을 초월하며 모든 사람들에게 생명을 유지하고 장수하는 데에 큰 역할을 해주고 있다. 우리가 이미 아주 오래 전부터 여러 종류의 발효식품을 만들어 먹어왔다는 사실이 여간 다행스러운 게 아니다. 김치, 된장, 청국장 등 다양한 우리의 전통 발효식품들 소중히 아끼고 즐겨 먹어야 할 것이다.

어떻게 조리해서 먹어야 좋을까?

인간처럼 식품을 조리하여 음식물을 섭취하는 존재가 지구상에 또 있을까? 가공과 조리는 오직 인간만이 행하는 행위이다. 가공과 조리로 인하여 음식을 우리 몸에 소화가 잘되는 상태로 만들 수 있으며, 똑같은 재료로도 다양한 맛과 향을 내는 요리를 만들어 즐길 수도 있다. 그런데 이렇게 다양한 조리법 가운데도 요리하는 사람이 어떤 방법으로 조리를 하느냐에 따라서 약이 될 수도 있고 독이 될 수도 있다. 그러므로 적절한 조리 방법을 익혀 몸에 좋은 음식을 만들 수 있어야 한다.

열을 가하는 조리 방법

우리가 가장 많이 사용하는 조리 방법은 열을 가해서 익히는 방식이다.

특히 생선이나 고기 종류들은 숯불이나 연탄 등을 이용하여 직화구이를 하는 경우가 많은데 직화구이를 하면 고기의 바로 밑에서만 열이 전달되는 것이 아니라, 복사열에 의해서도 가열이 된다. 다시 말해 고기 위쪽에서 아래 방향으로도 열이 전달되기 때문에 아랫부분만 아니라 윗부분도 동시에 가열이 된다. 따라서 수분의 증발이 많이 일어나지 않아서 씹히는 감촉이 좋고, 고기가 부드러운 상태가 된다.

그런데 프라이팬에서 고기를 굽게 되면 한쪽 부분만 계속 가열되기 때문에 고기가 쉽게 타버린다. 설사 뒤집어가며 굽는다고 해도 탄 부분이 생기기 마련인데, 이때 고기나 생선의 탄 부분에는 발암을 일으킬 가능성이 높은 물질들이 생기게 된다. 반면 여기에는 혀를 즐겁게 해주는 성분들이 많이 포함되어 있어 맛의 유혹을 뿌리치기가 어렵다. 맛이 있는 것들은 항상 건강에 위험한 경우가 많다. 따라서 너무 지나치게 가열을 하여 입을 즐겁게 하는 방향으로만 요리를 하는 것은 바람직하지 못하다. 맛과 건강의 조화를 이루는 것이 중요하다.

직화구이를 할 때도 지나치게 열을 가해 조리하는 것은 바람직하지 못하다. 100℃ 이상에서 가열하면, 양의 정도 차이는 있겠지만 몸에 해로운 발암물질, 유해물질 등이 생성된다. 열을 가했을 때 단백질의 결합 현상만 봐도 알 수 있다. 단백질은 우리 몸에 꼭 필요한 영양성분이지만, 가열을 지나치게 하면 단백질끼리 결합하는 현상이 나타나고, 그 중 우리 몸에 좋지 않은 성분이 생성되기도 한다. 바로 라이시노알라닌이라는 독성성분이다. 계란 프라이를 너무 익혀서 약간 타게 되면 고동색을 띠는 부분들이 생기는

데, 그 부분에 라이시노알라닌이 생긴다. 그 외에도 햄이나 소시지를 구울 때 약간 타는 경우에도 마찬가지로 이런 성분들이 생기게 된다.

그렇다면 식품에 열을 가하는 조리 방법은 바람직하지 않은 것일까? 생각해보면 우리가 높은 온도로 가열하는 것은 빨리 조리하기 위해서이다. 하지만 빠르게 조리하는 것보다 시간이 다소 걸리더라도 유독물질이 생성되지 않는 조리 방법을 선택하는 것이 오히려 건강에 좋다.

때문에 돼지고기는 삶아서 편육이나 보쌈처럼 만들어 먹는 것이 좋고, 달걀의 경우 프라이보다는 삶은 것이 좋다. 이런 조리 방법을 선택하면 100℃ 이상의 온도로 가열할 필요가 없다. 100℃ 이하에서 조리하면 영양가의 파괴가 덜 일어나기도 하지만 유해물질의 생성은 훨씬 더 적다. 또 삶은 달걀은 완숙보다 반숙일 때 오히려 소화가 잘된다. 소시지나 햄은 기름을 넣어 프라이팬에서 굽는 경우가 많은데, 끓는 물에 데쳐내면 기름 성분도 제거되고 적당하게 가열되어 먹기에 좋다.

한편, 채소나 과일은 가열하지 않고 생으로 먹는 것이 좋다고 생각하는데, 꼭 그렇지도 않다. 가열처리를 하면 오히려 몸에 좋은 경우가 있기 때문이다. 예를 들어 토마토에는 '리코펜'이라 불리는 카로티노이드 계통의 영양소가 함유되어 있다. 전립선암에 효과가 있는 이 성분은 결합하고 있는 조직으로부터 분리되어야 우리 몸에 흡수하기 좋은 상태가 되는데, 그러려면 열을 가해야 한다. 생것으로 먹으면 분리되어 나오는 비율이 매우 낮기 때문이다. 그래서 토마토는 약간 가열처리를 하는 것이 오히려 체내 흡수에 도움이 된다. 이런 이유에서인지 지중해 연안 사람들은 스튜나 라자냐,

피자 등에 토마토를 넣어서 조리해 먹는다. 언젠가 외국인 친구한테 수제비를 끓여줬더니 토마토를 넣으면 더 맛있겠다는 말을 하길래 실제로 넣어 봤더니 꽤 맛이 있었다. 그 이후로 종종 친구들과 토마토 수제비를 끓여 먹고는 했다. 맛도 맛이지만 영양 면에서 아주 탁월한 선택이었다.

우리가 나물을 데쳐서 무치거나 국을 끓여 먹는 것도 같은 맥락이다. 모든 경우는 아니지만, 질소비료를 많이 사용하여 재배한 채소에는 질산염이 많이 포함되어 있고, 이 질산염은 위에 번식하고 있는 헬리코박터균에 의해 아질산염으로 변한다. 그런데 이 아질산염이 체내에서 아민과 결합하면 강력한 발암물질로 알려진 니트로소아민을 생성하게 된다. 고기나 육가공식품 또는 생선류 등에도 이런 아민 성분들이 많이 포함되어 있다.

그런데 이 니트로아민은 채소를 살짝 데치기만 해도 많이 사라지게 된다. 실제로 끓는 물에 약 1분간만 담가도 질산염의 절반 이상을 파괴시킬 수 있다. 물론 열에 약한 비타민 C도 20% 정도 파괴되지만 최소한 질산염에 의한 발암은 예방할 수 있다.

브로콜리, 케일, 양배추, 콜리플라워 등의 십자화과 식물들은 항암성분의 보물창고라고 불린다. 바로 '이소티오시아네이트'라는 성분 때문이다. 그런데 이 성분은 십자화과 식물 안에 함유되어 있지만, 먹는 그대로 흡수되지는 않는다. 식품에 함유된 효소의 작용에 의해 글루코시놀레이트 성분이 이소티오시아네이트로 바뀌어야 흡수가 된다. 이렇게 효소에 의해 바뀐 이소티오시아네이트가 바로 항암 작용을 하는 주요 성분이다.

그런데 이 식품들을 오래 데치거나 끓이는 등 지나치게 열을 가하면 효소가 불활성화되어 활동을 못하게 된다. 효소가 활동을 못하면 아무리 좋은 성분이 있어도 우리 몸에 흡수될 수 있는 상태로 전환되지 못한다. 집에서 양배추를 아주 푹 삶아 된장과 함께 먹는 경우가 많은데, 푹 삶으면 씹기 편해 먹기는 좋지만 영양가는 모두 파괴된 것이나 마찬가지이다. 따라서 십자화과 식물은 절대로 푹 삶아서는 안 되며 살짝 데쳐먹는 것이 좋다.

고기나 채소 모두 지나치게 가열하면 맛은 좋을지 모르나 영양소는 모두 파괴되거나 흡수되지 않는 형태로 바뀌어 버리고, 경우에 따라서는 유독 성분이 생성된다는 점을 잊지 않기를 바란다.

어떤 방법으로 조리해야 할까

이번에는 똑같은 식품이더라도 조리 방법에 따라 영양소 파괴율이 어떻게 달라지는지 살펴보자. 우선 당근의 예를 보도록 하자.

당근을 아래와 같이 여러 가지 방법으로 조리하는 경우, 물 없이 오븐에서 구울 때 칼슘, 철분 등의 무기질은 거의 파괴되지 않는다. 3시간이나 열

당근의 조리 방법에 따른 무기질의 유출 효과

조리법	잔존율(%)	
	칼슘	철분
날 것	100	100
물 없이 오븐에서 굽기	96.0	96.1
압력냄비에서 3시간 끓임	91.3	89.2
물을 넣고 끓임	79.3	76.5

을 가해도 무기질이 많이 파괴되지 않는 편인데, 놀랍게도 물과 함께 넣어서 끓이면 영양소가 빨리 파괴된다. 물을 넣고 끓이면 칼슘의 경우 20% 정도가 국물 부분으로 유출되기 때문이다. 국물을 먹는다면 괜찮지만, 국물은 먹지 않고 버리게 되는 경우도 있어 그만큼 손실이 발생한다. 날 것으로 먹는 것에 비하면 물을 넣어 끓여 먹을 때 영양 손실이 크다.

돼지고기 역시 조리 방법에 따라서 영양 손실의 차이가 나타난다. 보통 끓이거나 찌는 방법은 100℃ 이하 온도에서 주로 조리하고, 굽거나 튀기는 방법은 100℃ 이상 온도에서 조리한다. 각각의 경우 돼지고기 안에 남아 있는 비타민 B1의 잔존율은 아래와 같다.

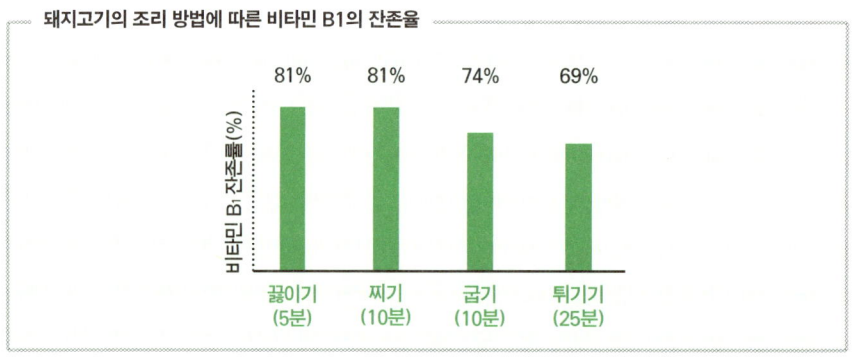

그래프에 보이는 것처럼 굽거나 기름에 튀기면 끓이거나 찌는 것보다 영양 손실이 많이 일어난다. 그렇지만 비교해보면 굽거나 튀긴 돼지고기가 훨씬 더 맛있다고 말하는 사람이 많을 것이다. 이것은 우리 혀를 즐겁게 해주는 맛의 상태가 되는 조리 방법이기 때문이다. 100℃ 이하에서는 조리하는 데 시간도 많이 소요되지만, 100℃ 이상에서는 상당히 빠른 시간에 조리를 할 수 있고, 또 맛있는 상태로 제공할 수가 있다.

이런 경우 어떤 조리 방법을 택해야 할까. 아무래도 영양 손실이 좀 있더라도 맛있는 밥상을 택할 것인가? 그런데 문제는 맛에만 있는 것이 아니다. 굽거나 튀기는 조리 방법을 사용하면 영양 손실뿐만 아니라 우리 몸에 해가 되는 물질들이 생기기 때문이다. 패스트푸드에서 문제가 되었던 트랜스지방이나 아크릴아마이드와 같은 유해물질이 생성되고 또 발암 가능성이 높은 벤조피렌 등이 생겨나기 때문에 잘 판단하여 선택해야 한다.

우리 조상들은 혀가 즐거운 쪽보다는 식구들의 건강을 늘 먼저 생각했다. 그래서 다소 시간이 걸리더라도 돼지고기를 삶아서 보쌈이나 편육을 만들고, 고구마나 감자도 삶아서 먹곤 하였다. 우리의 전통음식에 튀기는 음식은 매우 제한되어 있으며, 전통음식 대부분을 100℃ 이하 온도에서 조리하는 걸 보면 우리 조상들의 건강한 식생활에 대한 지혜를 엿볼 수가 있다.

시금치 역시 당근처럼 물을 넣고 오래 가열하면 비타민이 국물 쪽으로 유출되어 버린다. 시금치를 20분 정도 끓이면 비타민의 반 이상이 국물 쪽으로 나온다. 시금치나물을 만들 때는 삶은 물을 버려야 하므로 가볍게 살짝 데치기만 해야 한다. 다음 그래프를 보면 5분만 데쳐도 28%의 비타민 B1이 손실된다는 것을 알 수 있다.

일반적인 채소를 사용하여 조리할 때 기본적으로 영양소의 약 5~6% 정도가 파괴되고, 물을 넣어 조리하면 약 15% 정도가 국물 속으로 유출된다

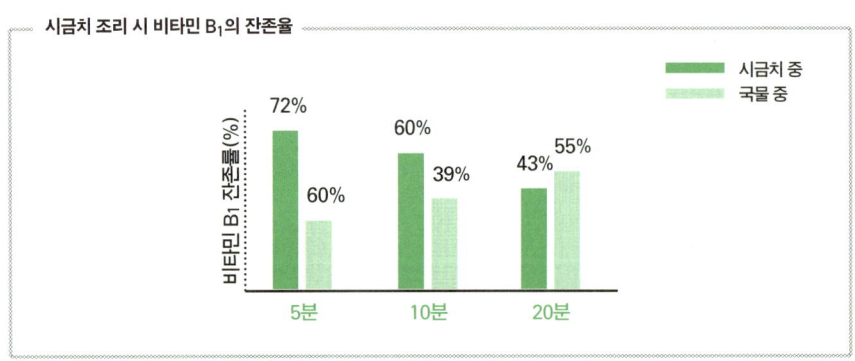

고 보면 된다. 결국 영양소의 70~80% 정도를 먹게 되는 것이다. 이런 점들을 염두에 두고 조리를 하면 영양소의 손실을 최대한 줄일 수 있다. 식품은 조리하는 방법에 따라, 또는 조리하는 시간에 따라 가지고 있는 영양소를 최대한 이용할 수 있어야 한다.

언제 어떻게 먹느냐가 가장 중요하다

　술을 어느 정도 즐기는 사람이라면 잘 알겠지만, 술은 잘 받는 날과 받지 않는 날이 존재한다. 언제나 똑같은 술인데 왜 어떤 날은 아무리 먹어도 취하지 않는가 하면, 어떤 날은 한 모금도 넘기기 힘든 것일까? 이것은 바로 내 몸이 원하는 것이 항상 다르기 때문이다. 똑같은 음악을 들어도 비 오는 날에는 좋다가도 해가 쨍쨍 내리쬐는 날에는 별로인 것처럼 말이다.

　음식도 마찬가지이다. 같은 음식을 먹더라도 내 몸이 받아들일 때가 있고 받아들이지 않을 때가 있다. 몸 컨디션이 좋을 때가 있고 안 좋을 때가 있는 것처럼, 음식 역시 우리 몸에 잘 흡수되는 날이 있고 그렇지 않은 날이 있다. 보통은 몸 상태가 좋아야 음식을 잘 흡수하여 영양소를 풍족하게 얻을 수 있다.

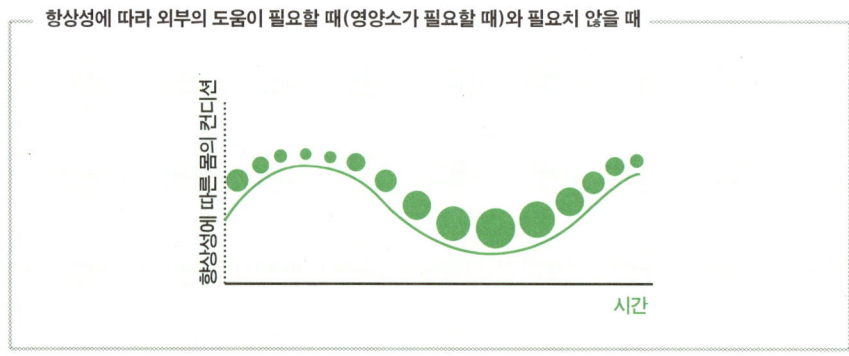
항상성에 따라 외부의 도움이 필요할 때(영양소가 필요할 때)와 필요치 않을 때

'먹고 싶을 때 먹어야 보약이다'라는 말이 있다. 맞는 말이다. 밥이 몹시 먹고 싶은 날 밥을 잘 먹으면 보약을 먹은 것이나 마찬가지이다. 몸의 컨디션이 좋을 때 어떤 음식이 먹고 싶다면 우리 몸이 그 음식을 필요로 하고 있는 것이다. 그럴 때 먹고 싶은 음식을 먹으면 대부분 흡수가 잘된다. 건강관리를 잘해서 몸 컨디션을 좋게 유지하는 것은 먹은 음식이 잘 흡수될 수 있도록 준비를 하는 것과 마찬가지이다.

이때 한 가지 더 염두에 두어야 할 점은 얼마나 즐거운 마음으로 식사를 하는가이다. 여기서 말하는 즐거운 마음이란 억압되지 않고 편안한 상태, 걱정거리가 있거나 스트레스를 받는 것이 아니라 마음과 몸이 평온하고 진정되어 있는 상태를 말한다. 이와 같은 조건에서는 영양성분의 흡수가 원활하게 이루어진다.

이런 경우를 생각해보자. 어느 어머니가 딸의 건강을 생각해서 영양가가 풍부하고 맛있는 음식을 차렸다. 아이가 좋아하며 식탁에 앉아 음식을 먹으려는데 갑자기 어머니가 시험에 대한 얘기를 꺼낸다. "얘, 너 이번 시험을 왜 그렇게 봤니? 문제가 어려웠어? 공부를 하긴 한 거야?" 어머니의 이야기를 듣고 있는 딸이 맛있게 식사를 할 수 있을까? 숟가락을 놓고 바로 식탁을 떠나버리지는 않을까? 설사 식사를 한다고 해도 영양소가 몸에 제대로 흡수될 리가 없다. 이런 상황에서 아무리 좋은 음식을 먹어 봐야 소용없는 일이다.

우리가 누군가의 집에 초대되었다고 생각해보자. 집에 들어가니 상다리가 휘어질 정도로 푸짐하게 음식이 차려져 있다. 그런데 음식을 먹는 동안 서로 대화가 없고 초대된 손님들을 썩 반가워하지도 않는 느낌이 계속 든다면 어떻겠는가? 좋은 음식을 먹고도 속이 더부룩하고 체한 것 같아 소화제를 먹어야 할지도 모른다. 음식을 먹는 몸 상태도 중요하지만, 음식을 어떤 기분으로 먹는가도 아주 중요하기 때문이다. 만약 손님에게 정성을 다해 음식을 대접하고, 손님들이 즐거울 수 있도록 재미있는 이야기꺼리를 준비했다면, 그날 온 손님들은 배부르고 맛있게 음식을 잘 먹었다는 행복한 느낌을 가지고 돌아갈 것이다.

신문이나 책을 보면서 또는 공부를 하면서 밥을 먹는 것도 좋지 않다. 이런 식사로는 영양분이 몸에 제대로 흡수되지 않는다. 아무리 맛있는 음식도 무용지물이 된다. 독서에 집중을 하면 피가 머리로 쏠리게 되는데, 이런 상태에서 식사를 하면 체하거나 소화불량에 걸릴 확률이 매우 높다.

사람들은 이런 이야기를 많이 한다. "누구는 뭘 먹었더니 금세 효과가 있다는데, 난 아무리 먹어도 효과가 없어!" 당연하다. 사람마다 체질이 다르고, 컨디션이 다르기 때문에 같은 음식을 먹어도 효과가 다를 수밖에 없다.

그나마 효과를 보려면 식사 시간에는 만사를 잊고 편안하고 즐겁고 신나게 밥을 먹을 수 있어야 한다.

"사과를 아침에 먹으면 금이요. 저녁에 먹으면 독이다"라는 이야기도 같은 의미이다. 똑같은 사과라도 아침에 먹느냐, 저녁에 먹느냐에 따라 우리 몸에서는 전혀 다르게 활용될 수 있다. 뉴질랜드 의과 대학 팀들이 연구한 바에 의하면, 밥을 먹을 때 사과를 함께 먹는 것이 간식으로 먹을 때보다 철분 흡수에 좋다고 한다. 단순히 영양가가 높은 음식을 먹는 것이 중요한 게 아니라, 언제 어떻게 먹는 것이 중요하다는 사실을 기억하자.

체질에 따라 다른
몸이 되는 음식

영양소 함량이 풍부하고 신선한 음식이 눈앞에 있다. 이것은 누구에게나 좋은 음식일까? 당연하지만 전혀 그렇지 않다. 똑같은 음식이 약이 되기도 하고 해가 되기도 하는 것은 사람마다 가지고 있는 체질이 다르기 때문이다. 그렇기 때문에 체질에 따라 유익한 음식과 해로운 음식을 나누는 것을 많이 볼 수 있다. 영양소가 풍부하고 몸에 좋은 식품도 체질에 맞지 않으면 해로운 음식으로 바뀔 수 있다는 이야기이다. 예를 들어 감, 사과, 포도, 당근, 복숭아, 오이 등은 인스턴트식품이 아닌 자연식품이지만, 체질에 따라 충분히 해가 될 수 있다.

음식 중에는 몸을 덥게 해주는 것이 있는가 하면 몸을 차갑게 해주는 것들도 있다. 대표적으로 인삼과 오이, 양배추가 있는데 인삼을 먹으면 몸에서 열이 발생되므로 평소 몸이 찬 사람들에게 좋은 효과를 가져오는 반면, 열이 나고 몸이 뜨거운 사람들에게는 오히려 해가 되기도 한다. 오이나 양배추는 우리 몸에서 열을 빼앗아 가는 역할을 한다. 더운 여름철 오이가 들어간 음식을 먹으면 시원하게 느껴지는 것도 그러한 효과인데, 몸이 찬 사람이 오이를 먹어 몸을 더욱 차게 한다면 이것은 바람직하지 못한 일이다. 아무리 몸에 좋은 성분을 함유하고 있다고 하더라도 체온을 유지하기 어렵게 만든다면 이것은 해가 되고 마는 것이다.

인체의 신비는 알면 알수록 오묘하다. 우리 몸이 체질에 따라 저절로 좋은 것은 받아들이고 나쁜 것은 받아들이지 않는 걸 보면 더욱 그렇다. 만약 지금 당장 너무나 먹고 싶은 음식이 있다면 그게 바로 보약이라고 말할 수 있다. 갑자기 고기가 먹고 싶다거나, 막국수가 먹고 싶다거나, 삼계탕이 먹고 싶어 진다면 그것이 바로 신체가 자신에게 보내는 메시지라고 생각하면 된다. 몸이 건강하지 않을 때는 입맛이 떨어져 이것저것 차려 놓아도 아무것도 먹지 않게 된다. 그런 경우, 먹고 싶은 음식을 잘 생각하여 선택하면 보약이 될 수 있다.

다시 한번 정리하자면 같은 음식인데도 어느 때는 먹고 싶고 어느 때는 먹고 싶지 않은 때가 있으며, 이것이 바로 내 몸의 건강 상태를 알려주는 신호이다. 내 몸이 건강하면 쉽게 선택할 수 있는 것도 몸의 상태가 좋지 않으면 아무리 좋은 보약도 먹고 싶지가 않을 것이다.

평소 기호대로 좋아하는 것만 지속적으로 먹으면 편식이 되어 버리므로 다른 것들도 곁들여 골고루 섭취하는 것이 바람직하다. 건강 상태가 나쁠 때는 음식을 가려 먹을 수밖에 없겠지만, 건강 상태가 양호하다면 여러 가지 음식을 고루고루 선택하는 것이 좋다. 건강의 회복을 빠르게 하기 위해 일시적으로 음식을 금하는 경우는 있으나, 평소에는 체질 타령을 하지 말고 음식을 고루 섭취하는 습관을 키워나가야 한다.

대회를 앞두고 열심히 연습한 마라톤 선수의 예를 보자. 경기 당일 날 컨디션 조절까지 완벽히 마쳤는데, 경기 직전에 마신 음료나 간단한 음식 때문에 달리는 동안 설사나 위경련이 나서 중도에 포기하는 경우를 가끔 보게 된다. 컨디션은 근육 상태뿐 아니라 소화 상태로도 크게 영향을 받기 때문에 경기 전날이나 당일 날 섭취하는 음식은 항상 신중하게 결정해야 한다. 평소에 속이 찬 사람이나 설사가 잦은 사람이 경기 전에 너무 찬 음료나 우유, 유제품을 먹으면 경기 도중 배탈이 나기 쉬울 수밖에 없다. 경기 전날의 과식이나 음주도 당연히 컨디션에 악영향을 미친다.

신선한 녹색 음식은 폐에 자리 잡은 노폐물을 제거해서 폐를 맑게 해주기 때문에 마라토너들에게는 폐포에 공급되는 산소만큼이나 필수적인 먹을거리이다. 경기 당일 아침, 매실차를 따뜻하게 한두 잔 마시면 매실의 풍부한 구연산이 근육 속의 피로 물질인 젖산을 분해해주기 때문에 몸이 가뿐해진다. 또한 매실의 신맛은 소화를 돕고, 장 운동도 도와주기 때문에 경기 도중 뱃속을 편안하게 해줄 뿐 아니라 배탈도 예방하는 효과가 있다. 마라토너들이 일반인들보다 더 많이 섭취해야 하는 것이 바로 단백질인데, 단백질을 꼭 육류로만 섭취하려고 하지 말고, 식물성 단백질 특히 식물로서는 특이하게 구성물질의 약 60%가 단백질로 되어 있는 클로렐라를 꾸준히 먹는 것도 고려해 볼 만하다. 클로렐라는 완전식품으로 알려진 우유나 달걀에 없는 섬유소 등의 영양소까지 갖춘 영양 덩어리 단백질 식물이기 때문이다. 또한 클로렐라는 신진대사 활동을 왕성하게 하고, 중금속과 오염물질의 독성을 제거하는 효과도 탁월하다.

왜 제철음식,
계절식품을 먹어야
좋다고 할까?

면역력을 높이는 제철음식

신종플루가 한창 유행일 때, 많은 사람들은 타미플루만 있으면 병을 고칠 수 있을 것이라 생각하여 타미플루를 구하기 위해 동분서주했었다. 다시 유행한다 해도 마찬가지일 것이다. 그런데 정확히 알아야 할 것은 타미플루가 신종플루 바이러스를 죽이는 것은 아니라는 사실이다. 타미플루는 세포 안에 침투한 바이러스가 다른 세포로 번져가는 것을 막는 역할을 할 뿐이다. 결국 내 몸 안에 들어온 바이러스는 내 몸 안의 면역세포가 극복을 해야 한다. 평소 면역력을 키우면 신종플루보다 더한 바이러스가 들어와도 이겨낼 수가 있다.

그렇다면, 어떻게 해야 내 몸의 면역력을 높일 수 있을까? 사실 전혀 어렵지 않다. 가공식품의 섭취를 줄이고, 음식을 골고루 먹으면서 충분히 쉬고, 또 적절한 운동을 해주면 된다. 그런데 여기서 한 가지 중요한 점이 있다. 음식을 골고루 먹되, 제철음식을 먹는 것이다.

　제철에 나는 식재료들은 여러 영양소가 골고루 들어 있어 면역력을 높이는 데 도움이 된다. 그 중 주식으로 먹는 곡물은 씨눈과 껍질이 그대로 달려 있는 것이 좋다. 싹을 틔우고 성장하려는 초기 단계에 생성되는 씨눈과 껍질에는 온갖 질병이나 침입자로부터 자신을 보호하기 위한 생명력이 담겨져 있기 때문이다. 출산한 엄마의 젖에 아기의 면역력을 높여줄 수 있는 면역 성분이 포함되어 있는 것과 마찬가지 이치이다. 놀랍게도 모유 속의 면역 성분은 아기가 스스로 면역력이 생기는 시점부터 점점 줄어들기 시작한다. 이때부터 이유식을 시작하는 것이다.

　제철에 나는 곡물을 먹는 것은 곧 영양 상태와 면역 성분이 가장 최고조에 달한 생명이 탄생하는 때의 음식을 섭취한다는 것과 같은 의미이다. 곡물과 함께 이제 막 갓 피어오른 유기농 생야채 위주로 식단을 짜서 가능하면 단순하게 조리하여 자연 상태에 가깝게 먹는다면 면역력에 큰 도움이 될 것이다. 제철에 나는 재료가 아니라면 비닐하우스 등에서 인위적으로 환경을 바꾸어 재배된 것들이고 여러 질병으로부터 보호받기 위해 당연히 항생제나 항균제 등 방부제를 사용하거나, 성장촉진제 등을 뿌릴 수밖에 없다. 이런 것들은 모두 우리 몸의 면역력을 약화시키는 것들이다. 제철음식! 그것은 바로 우리 몸을 자연과 가장 잘 자연스럽게 조화를 시켜주는 선물이다.

계절식품의 놀라운 효능

이번엔 계절식품에 대해 알아보자. 제철음식과 계절식품은 넓은 의미로 보면 같아 보이지만, 약간의 차이가 있다. 식품은 각각 생산되는 시기가 있는데, 바로 그 시기에 맞춰 먹는 음식이 제철음식이다. 계절식품은 봄, 여름, 가을, 겨울의 사계절로 구분해서 먹으면 좋은 식품을 뜻한다. 물론 계절식품에는 대부분의 제철음식이 포함된다.

계절식품이 몸에 좋은 이유는 사람이 환경에 맞게 적응해서 살아가는 동물이기 때문이다. 옛말에 "백리 밖에서 나는 것은 먹지 말라"라는 말이 있다. 왜 이런 말이 나오게 되었는지 가만히 생각해보면, 조상들의 혜안에 무릎을 치며 감탄할 수밖에 없다. 이 말은 결국 나에게 가장 좋은 음식은 우리 몸이 쉽게 받아들일 수 있는 것, 다시 말해 내가 살고 있는 환경에서 얻을 수 있는 음식을 먹는 것이 가장 좋다는 뜻이다.

그 이유는 뭘까? 그것은 바로 우리 몸의 DNA 때문이다. 조상 대대로 익숙하게 먹어 왔던 먹을거리에 나의 DNA가 길들어져 있기 때문에 익숙한 음식을 섭취할 때 우리 몸이 가장 쉽게 받아들인다. 내가 살고 있는 주변에서 생산되는 먹을거리는 오랜 세월에 걸쳐 내 몸에 맞게 세팅이 되어 있는 것이다. 그렇기 때문에 가공식품이나 인스턴트식품과 같이 새로운 형태의 음식을 만나게 되면 당연히 적응할 시간이 필요하고 몸의 조정 작업이 필요할 수밖에 없다. 이 적응기 동안에는 몸속의 DNA가 가공식품이나 인스턴트식품을 생소한 이물질로 착각하고 대응하는 자세를 보일 수 있기 때문에 생각지도 못한 변화들을 접하게 되는 경우가 생긴다. 그래서 이런 적응기가 없이 살아가는 게 어떤 의미에서는 건강한 삶이라고 표현할 수 있다.

식품은 생산되는 지역도 고려해야 하지만 수확하는 계절도 중요하다. 자연과 잘 조화가 되려면 계절에 따라 제철에 생산되는 음식을 먹는 것이 좋다. 몸의 시스템이 계절 변화에 맞게 조절되어 왔기 때문에 계절에 맞지 않는 과일이나 채소류를 접하면 몸 안의 DNA는 '왜 이 시점에 저런 음식이 들어오지? 이런 것들은 더 있다가 날씨가 더워지면 먹어야 하는 것인데……' 하면서 거부 반응을 보일 수 있다. 단지 그 정도가 미미하여 많은 사람들이 제대로 느끼지 못할 뿐이다.

하지만 세월이 흘러 기술이 발전하면서 계절음식은 점차 그 경계가 모호해지고 있다. 봄이 오면 논두렁에 가서 논두렁을 살짝 무너뜨리면서 냉이를 캐고 야산에서 달래를 캐어 먹으며 봄나물로 계절의 향기를 만끽했던 기억들은 이제 옛 추억으로만 남을지도 모를 일이다. 비닐하우스 재배가 확대되면서 계절에 상관없이 봄나물을 구할 수 있게 되었으니 말이다. 그런데 '제철음식이 사라졌다'는 이야기를 그냥 막연히 흘려들을 일은 아니다. 계절의 변화와 우리 신체의 변화가 어떤 관계가 있는지 살펴보면 그 이유를 짐작할 수 있을 것이다.

신진대사가 활발해지는 봄

봄철이 되면 겨우내 움츠리고 있던 몸이 많은 활동을 준비하며 기지개를 켠다. 당연히 신진대사 활동이 활발해지고, 에너지가 많이 필요하다. 우리 몸에서 에너지를 만들기 위한 신진대사를 할 때 꼭 필요한 것이 비타민과 무기질이다. 이것이 부족하면 에너지를 만들 수가 없기 때문에 활발한 활동이 어렵다. 봄철은 다른 계절과 달리 3~5배 정도의 비타민과 무기질이 더 필요한 시점이다. 마치 비행기나 자동차가 시동을 걸 때가 주행할 때보다 훨씬 더 많은 휘발유가 필요한 것처럼 신체활동이 활발해지기 시작하는 단계에서는 영양소가 더 많이 필요한 것이다. 만약 신경쓰지 않고 보통 때처럼 영양분을 섭취하면 우리 몸은 몹시 힘겨워하는데, 이때 나타나는 현상이 바로 춘곤증이다.

다른 계절보다 봄에 유난히 몸이 피곤한 이유가 바로 여기에 있다. 평소라면 음식을 먹은 이후에 두뇌 활동에 필요한 에너지와 소화를 시키는 데 필요한 에너지가 적당할텐데, 봄에는 신진대사가 왕성하게 이루어져 우리 몸이 소화를 시키는 데 필요한 에너지를 공급하는 것조차 급급해진다.

그러면 어찌 되겠는가? 두뇌 활동에 필요한 에너지가 상대적으로 줄어들기 때문에 잠시 활동을 멈추고 쉬어야 하는데, 가장 좋은 방법이 바로 낮잠을 자는 것이다. 몸은 이렇게 거짓말을 하지 않는다. 필요한 영양소가 부족하여 에너지를 만들지 못하니 가만히 쉬어야 한다는 메시지인 것이다.

이때 먹어야 하는 것이 쑥, 씀바귀, 냉이, 달래, 유채나물, 곰취 등의 봄나물이다. 봄철 들이나 밭에서 쉽게 접할 수 있는 이런 나물들에는 비타민 B를 비롯하여 무기질 등 영양소가 흠뻑 들어 있다. 이런 봄나물들은 신체활동이 증가하면서 필요한 에너지를 만드는 데 꼭 필요한 영양소를 풍부하게 제공한다. 그렇기 때문에 봄철에 비타민과 무기질이 풍부한 봄나물을 충분히 먹어 주는 일이 매우 중요하다.

땀을 많이 흘리는 여름

계절이 바뀌어 여름이 되면 기온이 많이 올라가므로 조금만 활동을 해도 땀이 많이 나고 열이 오른다. 날씨 때문에 흘리는 땀은 운동을 하면서 흘리는 땀과 다르다. 사우나처럼 갑자기 주변 온도가 올라가서 땀을 흘리게 되면 몸 안의 노폐물이 배설되기보다는 우리 몸에 필요하고 유용한 무기질들이 빠져 나가게 된다. 이것을 제때에 보충해주지 않으면 기력이 약해져 더운 여름을 극복하기가 쉽지 않다.

때문에 여름에는 우리 몸에 꼭 필요한 무기질과 비타민 등이 많이 함유되어 있고, 수분의 보충을 충분하게 대신해 줄 수 있는 음식을 섭취하는 것이 바람직하다. 더운 여름 체온을 낮추어 주면서 무기질과 수분이 풍부한 식품이 바로 오이, 수박, 상추, 시금치, 참외와 같은 다양한 채소와 과일들이다. 이런 식품들을 섭취하면 더운 여름의 열기도 식혀주고, 땀을 흘리면서 부족해진 무기질과 비타민 등이 보완되어 무더운 여름을 무난히 이겨낼 수가 있다.

노폐물이 쌓이는 가을

가을이 되면 여름철까지 열심히 활동한 우리 몸이 피곤해지기 시작한다. 하루 이틀 격렬한 운동을 하고 난 다음날 피곤하듯이 몸이 쉽게 회복되지 않는다면, 우리 몸속의 노폐물을 의심해야 할 때이다. 노폐물이 쌓이면 바로 바로 제거해주어야 건강한 몸을 다시 찾을 수 있는데, 이에 좋은 역할을 하는 것이 바로 식이섬유이다. 식이섬유 그 자체는 우리 몸에서 에너지로 전환되지 못하고 그대로 배설되는 영양소이다. 하지만 그냥 배설이 되는 것이 아니라 우리 몸에 불필요한 노폐물이나 중금속, 나쁜 콜레스테롤 등과 같은 물질들과 결합하여 배설되기 때문에 우리 몸에 없어서는 안 될 청소꾼으로 중요한 식품 구성성분이기도 하다. 과거에는 식이섬유가 에너지를 공급하지 못한다는 이유로 영양소 취급을 받지 못하였으나, 최근에는 이러한 기능들이 밝혀지면서 새로운 영양소로 각광을 받고 있다. 그런 연유로 다이어트를 하는 분들에게 필수적인 성분이기도 하다.

놀랍게도 가을에 주로 수확되는 우엉이나 토란, 버섯, 고구마 등에는 식이섬유가 풍부하게 함유되어 있다. 우리 몸이 식이섬유를 필요로 하는 시점에 가장 알맞은 음식이 수확되는 것이다. 이것이 바로 우리 몸의 생리시스템과 우리가 살고 있는 땅이 서로 조화를 이루고 있다는 증거이다. 우리 민족은 추석 무렵이 되면 새로운 햇곡식, 과일 그리고 토란국을 끓여 먹는 풍습이 있는데, 이것도 다 이런 이유 때문이다.

혈액 순환이 원활하지 않은 겨울

겨울이 되면 활동량이 급격히 줄어들고 운동량도 줄어든다. 그러다 보니 혈액 순환이 원활하지 못하게 되는 경우가 자주 발생한다. 그래서 겨울철에는 뇌경색이나 중풍 등 혈액 순환이 원활하지 못해 걸리는 질병이 많이 발생한다. 혈액 순환이 잘 안 되는 이유는 여러 가지가 있지만, 그 중 하나가 나쁜 콜레스테롤이 혈관 내에 축적되기 때문이다. 콜레스테롤이 혈관 내에 쌓이면 동맥경화를 일으키기도 하고 심하면 뇌졸중을 유발한다.

겨울에는 이처럼 나쁜 콜레스테롤이 원인이 되는 질병으로부터 우리를 보호해줄 수 있는 불포화지방과 인지질이 풍부한 식품을 먹는 것이 좋다. 이 성분은 주로 콩을 통해 섭취할 수 있기 때문에 콩으로 만든 비지, 청국장, 두부, 두유 등이 여기에 속한다. 또 우리 조상들이 정월보름에 먹었던 오곡밥(찹쌀, 검은 콩, 붉은 팥, 차조, 찰옥수수)과 부럼(밤, 호두, 은행, 잣, 땅콩 등)은 겨울철에 잘 맞는 건강식으로 영양가가 높으면서 따뜻한 성질을 가진 음식들이다.

찹쌀은 열이 많은 식품으로 식욕이 부진하거나 소화가 잘 안 될 때에 아주 효과적이다. 혈관을 튼튼하게 해주고 혈액의 순환을 원활하게 도와주는 호두는 오메가-3 지방을 비롯하여 비타민 B군, 단백질, 칼슘도 많이 들어 있어 우유나 달걀의 영양가를 뛰어 넘는다. 호두를 아이들의 이유식이나 간식으로 활용해서 먹이면 겨울철 건강에 도움이 된다. 땅콩은 단백질이 많이 들어 있어 대표적인 겨울철 보양식 중 하나이다. 땅콩 속에 함유된 글루타민과 아스파트산 등의 아미노산은 뇌세포의 발육을 돕고 기억력을 증진시켜주는 효능이 있다. 잣 역시 보양식이며 허약한 사람들의 간식으로 좋다. 특히 겨울철 건조한 피부나 마른기침, 습관성 변비 등에 효과가 있다.

과거 냉장고가 없던 시절, 겨울철에는 신선한 과일이나 채소를 접하기 어려웠기 때문에 특히 비타민 C가 부족했다. 그래서 김장 김치를 담그고 시래기나물 같은 것을 만들어 두었다가 겨울철에 먹곤 했는데, 이 또한 비타민 C가 풍부한 우리 고유의 식품 중 하나였다.

나이가 들면서 입맛은 끊임없이 변한다고 했던가. 젊은 시절 패스트푸드나 인스턴트식품을 좋아하던 아이들도 자라면서 서서히 된장찌개나 김치찌개, 또 계절마다 제철음식을 찾는 등 입맛이 바뀌는 경우를 많이 경험했다. 음식을 먹다 보면 우리들이 오랜 전통 속에서 먹어 왔던 음식이 아닌 것들은 오랫동안 지속적으로 먹는데 한계가 있다는 것을 깨달았기 때문일 것이다. '내 몸에 맞지 않는구나!'라는 것을 몸이 느끼게 되면서 편안한 제철음식을 선호하는 경향으로 바뀐다.

먹고 싶은 음식을 먹는 것이 보약이라고 한다면 편안한 음식이야말로 자신에게 잘 맞는 음식이며, 제철음식이나 계절식품을 선택하는 것이 보약이나 다름없다는 생각을 하게 된다. 이처럼 우리 신체가 계절에 적응을 잘 하기 위해서는 무엇보다도 그 계절에 맞는 음식을 먹어주어야 한다. 그래야 몸과 음식의 조화가 가장 잘 이루어질 수 있기 때문이다.

먹고 싶은 음식을 아무 때나 먹을 수 있다고 좋아할 것이 아니라, 계절식품에 대해 다시 한 번 곰곰이 생각해봐야 할 시점이 아닌가 싶다. 외국의 일류 요리사들은 요즘 소규모로 현지에서 재배하는 농부로부터 신선한 제철음식만을 구입하여 쓴다고 한다. 깊고 싱싱한 계절의 맛은 그 계절에 탄생하는 제철음식에서 맛볼 수밖에 없으니 어찌보면 당연한 일이다.

아침밥을 먹는 게
왜 그렇게 중요할까?

입시 지옥에 시달리는 학생들이나 아침 일찍 하루를 시작하는 회사원들에게 아침식사는 번거로운 절차 중 하나이다. 전날 회식이 있어 잔뜩 술이라도 마신 날이면 다음날 아침밥도 잘 들어가지 않는다. 밤새 과제나 프로젝트를 수행하는 대학생들도 아침을 먹기가 쉽지 않다. 이처럼 생활이 바빠지고 시간적 여유가 없다보니 아침을 거르는 사람들이 점점 늘어나고 있다. 어디 그뿐인가. 다이어트를 한답시고 아침식사 거르기를 당연하게 생각하는 여성도 늘어나고 있다.

그렇지만 우리의 선조들은 하루 세 끼 중 아침에 가장 많은 양을 먹었다고 한다. 육체노동을 주로 했던 과거에는 하루를 시작하는 아침에 식사를 제대로 하지 않으면 하루 종일 기력이 달려 일을 할 수 없었던 것이다. 이에 비해 현대인들은 정신노동이 더 많다보니 자연스레 아침을 거르는 것이다. 통계에 따르면 전체 국민의 21% 정도가 아침을 먹지 않고 있다고 한다.

물론 아침밥을 먹는 게 좋다는 건 대부분 알고 있는 사실이다. 하지만 사정이 이런데도 꼭 챙겨서 먹어야 할까? 대답은 당연히 'Yes!'이다. 아침식사를 하는 것은 나에게 가장 잘 맞는 최고 품질의 보약을 지어 먹는 것과 같을 정도로 우리 몸에 좋다.

다이어트를 할 때도 언뜻 보기에는 한 끼를 안 먹는 것이 체중 조절에 많은 보탬이 될 것이라고 생각할 수 있다. 그런데 실제로는 한 끼를 굶은 사람이 그 이후 시간에 더 많은 음식을 먹게 되어 세 끼 식사를 꼬박꼬박 하는 사람들에 비하여 훨씬 더 영양분의 흡수가 많은 것으로 나타났으며, 비만이 생길 가능성 역시 높게 나타났다.

아침식사를 거른 사람들 중에는 활기차게 일을 수행하기 보다는 마지못해 움직이면서 피로를 쌓아가는 사람들이 많다. 지하철을 타보면 피로에 절어 아침부터 졸고 있는 직장인들이 눈에 띈다. 직장에 도착해서도 상쾌하고 여유로운 기분으로 인사를 건네기보다 커피를 마시며 졸음을 쫓거나 형식적인 인사를 건네는 경우가 더 많다. 필자는 이 모든 현상이 아침밥을 거르기 때문에 일어나는 현상이라고 생각한다.

아침식사를 거르는 사람들과 아침식사를 하는 사람들의 활동력을 비교한 연구에서도 아침을 굶는 사람들이 더 집중력이 떨어지고 안정되지 못하고 신경질적이어서 문제해결 능력이 떨어지는 것으로 나타났다.

이를 구체적으로 알아보기 전에 우선 우리 몸의 생리적 변화를 알아야 한다. 우리는 잠을 자는 동안 일시적으로 활동을 멈추기 때문에 몸에서 열을 만들어 내지 못한다. 때문에 대략 체온이 1도 정도 떨어지게 되고, 뇌 활동 역시 느려진다. 그런데 아침에 일어나면 보통 바로 학업이나 업무를 시작해야 하기 때문에 밤새 떨어졌던 체온을 올리고 뇌 활동이 다시 활발하게 이루어지도록 우리 몸을 바꿔야 한다. 이렇게 하루를 시작하는 몸 상태를 만들어주는 것이 바로 아침식사이다. 아침 운동도 도움이 될 수는 있지만, 운동 자체가 에너지를 공급하진 않기 때문에 반드시 식사로 에너지를 보충해 주어야 기운이 충족되고 체온도 다시 정상으로 돌아오게 된다.

아침식사를 거르면 식욕을 담당하는 중추 부위가 계속 흥분 상태로, 생리적으로 보면 불안정 상태가 지속된다. 반면 아침밥을 먹으면 혈당량이 높아지면서 식욕을 담당하는 중추 부위의 흥분이 가라앉게 되고, 생리적으로도 안정된 상태를 확보하게 되어 편안히 능률적으로 자신의 업무를 수행할 수 있다. 특히 아침시간에 가장 효과적으로 일에 집중하거나 공부에 몰두해야 하는 회사원이나 학생, 연구원이라면 아침식사의 여부에 따라 그 결과에 큰 차이가 생길 수도 있다. 이렇게 중요한 시간에 활동력의 차이를 보인다면 당연히 나타나는 결과에 있어서도 차이가 발생하기 마련이다. 이러한 상황이 오래 지속되다 보면 쉽게 지치고 학습 의욕도 떨어지며 영양을 골고루 섭취하지 못해 성장 장애를 일으키기도 한다.

아침을 안 먹는 사람들이 식습관을 바꾸는 데에는 대략 2~3주가 걸린다. 습관적으로 아침을 거르던 사람들이 아침을 먹기 시작하면 처음에는 부담이 되기도 하지만 처음의 어색함과 불편함의 고비만 잘 넘긴다면 점차 활동력이나 집중력이 향상되는 것을 어렵지 않게 체험할 수 있을 것이다. 또 점심에 거창하게 무엇을 먹을까 고민하지도 않으며, 저녁식사도 가볍게 할 수 있게 되어 차츰 아침식사가 맛있어진다.

아침식사를 꼭 하라고 당부했더니 커피 한 잔에 샌드위치 정도를 생각하는 사람도 있을 것이다. 간단히 먹기에는 편하고 시간도 단축될는지는 모르겠으나 이것은 영양이 골고루 구성이 안 된 거의 최악의 아침식사라고 할 수 있다. 이왕 아침식사를 할 거라면 되도록 탄수화물, 단백질, 지방 등의 영양소를 골고루 적정량 섭취할 수 있는 식단을 구성하는 것이 좋고, 거기에 비타민, 미네랄, 섬유질이 풍부한 채소나 과일을 함께 섭취한다면 이보다 더 좋을 수 없다. 준비할 시간이 부족하다면 배달되는 아침식사를 이용해도 괜찮다. 또 영양가가 높고 먹기도 편한 죽을 선택할 수도 있다.

영양상태가 안 좋거나 허약한 사람들은 몸에 좋다는 약이나 여러 가지 건강기능식품을 먼저 찾게 되지만, 그보다는 아침밥을 먹는 것이 가장 중요하다. 이런 사람들도 아침식사를 꾸준히 하면 영양상태가 좋아져 비만, 고혈압, 당뇨, 변비 등이 해소되거나 나아지는 경험을 할 수 있을 것이다.

사람은 하루에 반드시 섭취해야 하는 영양성분과 섭취량이 있다. 그런데 이 하루에 필요한 영양소는 어느 특정 시간대에만 필요한 것이 아니기 때문에 하루에 세 번 나눠서 챙겨 먹는 것이 가장 효과적이다. 비타민을 하루에 한 번 세 알을 먹는 것보다 세 번에 걸쳐 나누어 한 알씩 먹는 것이 더 효과적인 것과 같다. 비타민뿐만 아니라 모든 영양소들이 그러하다. 특히 50대 이후의 노년기의 사람들은 칼슘 섭취가 쉽지 않으므로 조금씩이라도 자주 먹는 습관이 필요하다. 따라서 노년기에 접어든 분들 역시 아침식사를 꼭 해야 한다. 세계적으로도 장수하는 사람들은 대부분 아침밥을 거르지 않는다고 말하는데, 일리가 있는 이야기이다.

아침식사를 잘 하기 위해서는 저녁식사를 줄여 나가는 노력 또한 필요하다. 저녁식사를 너무 많이 하면 잠을 자는 동안에도 불편할 뿐만 아니라, 몸이 쉬어야 할 휴식시간에 제대로 쉬지 못하게 된다. 그러므로 저녁식사량을 줄여서 체내 모든 기관이 부담을 갖지 않도록 배려를 해야 한다. 서양 속담에 "사람은 칼에 의해 죽기보다는 저녁식사 때문에 더 잘 죽는다"라는 말이 있다. 활기찬 건강을 유지하려면 저녁에 너무 많은 것을 먹지 말라는 것이다. 왜냐하면 그것이 점차 성인병을 유발하거나 몸에 무리가 되어 생명을 단축하는 첩경이 되기 때문이다.

유기농식품은 정말 안전할까?

　미국 캘리포니아 주 살리나스 계곡에서 채소를 재배하는 어느 한 농부는 저녁에 일을 마치고 집에 돌아오면 목욕하고 옷을 갈아입을 때까지는 아이들에게 절대 가까이 오지 말라고 말한다. 일을 하면서 살충제, 제초제, 살균제를 뒤집어쓰다 보니, 혹시라도 몸에 묻은 농약이 아이들에게 해를 끼치지 않을까 걱정이 되기 때문이다. 그런데 이러한 현실이 미국뿐 아니라 우리나라에서도 일부 나타나기 시작했다.

　농민들이 한 곳에서 농사를 계속 짓다보면 농토의 지력이 자꾸 약해질 수밖에 없다. 그런데 지력이 약한 땅에 화학비료를 쓰면 더 높은 소출을 올릴 수 있고, 또 살충제 사용으로 해충을 박멸할 수 있게 된다. 문제는 여기에서 시작된다. 처음에는 해충들이 쉽게 박멸되었지만, 살충제 사용이 거듭될수록 강한 것만 살아남았고, 몇 세대가 지나면서 대부분의 해충이 살충제에 대한 저항력을 갖게 된 것이다. 그래서 지금은 40년 전보다 3배나 많은 살충제를 뿌려야 같은 효과를 볼 수 있을 정도라는 말이 정설처럼 이야기되고 있다. 살충제뿐만 아니라 제초제, 곰팡이 제거제, 쥐약 등도 다량 사용하게 되면서 땅은 더욱 오염되었고, 우리는 오염된 땅에서 생산되는 농산물을 먹는 세대가 되어 버렸다.

이런 환경에서 재배된 음식물을 어떻게 마음 놓고 먹을 수 있는가? 그뿐만이 아니다. 식탁에 올라오는 음식물 중에는 외국으로부터 배를 타고 온 것들이 수없이 많다. 식량 자급률이 27%에 불과한 우리는 식품의 거의 대부분을 외국으로부터 수입해서 먹고 있는 실정이다. 식품이 배를 타고 운송되다 보면 시간이 오래 걸릴 뿐만 아니라, 열대 지방을 거쳐 오는 경우 온도나 습도가 오르락내리락 하여 각종 미생물이 활발하게 운동하면서 변질될 가능성이 높아진다. 이를 막기 위해 훈증제나 화학약품 등을 뿌릴 수밖에 없으니 과연 누가 안심하고 먹을 수 있겠는가?

이런 환경으로 인해 현대인의 건강에 적신호가 켜지면서, 사람들은 점점 유기농 식품에 눈을 돌리고 있다. 물건 값이 조금 비싸더라도, 가족들의 먹을거리에 신경 쓰고 싶은 것이 모든 어머니의 마음이다. 그래서 요즈음 많은 주부들이 유기농 매장을 찾아 발길을 옮긴다.

유기농의 기준

왜 유기농일까? 앞서 말한 대로 오늘날에는 경쟁과 생산량의 증가, 인건

비 절약 등의 문제로 예전보다 더 많은 양의 살균제, 살충제 등의 농약과 화학비료, 성장조절 호르몬제, 항생제, 가축사료 첨가제 등을 쓰고 있다. 그러다보니 날이 갈수록 새로운 질병들이 생겨나고, 이런 질병들이 잘 치유되지 않을 정도로 그 심각성이 늘어가고 있다. 이런 문제를 해결할 수 있는 가장 근본적인 방법이 건강한 먹거리를 섭취하는 것, 바로 유기농식품을 섭취하는 것이다.

유기농이란 살균제·살충제 등의 농약과 화학비료, 성장 조절 호르몬제, 항생제, 가축사료 첨가제 등을 사용하지 않고, 유전자변형이나 방사선 살균을 거치지 않은 식품으로 자연 친화적인 방법만으로 각종 채소나 곡물을 재배한 것을 말한다. 유기농산물은 최소한 3년 이상 농약이나 유기합성 농약, 화학비료 등을 전혀 사용하지 않은 땅에서 재배한 것이어야 한다. 3년이란 시간이 지나야 땅 속에 남아 있던 잔류농약이나 비료 등 화학물질들이 분해되거나 씻겨 내려가기 때문에 비로소 깨끗한 농토에서 식품이 재배되었다고 인정할 수 있기 때문이다.

유기농식품들에 대한 정확한 개념을 아는 것도 중요하지만, 정확한 표현을 아는 것도 중요하다. 일반인들이 혼동하기 쉬운 표현이 많기 때문이다. 유기농식품과 가장 혼동하기 쉬운 말은 무농약 농산물이다. 언뜻 보면 농약을 전혀 치지 않은 농산물이므로 유기농식품과 같은 것이 아닐까 생각할 수 있지만 그렇지 않다. 무농약 농산물은 말 그대로 농약만 사용하지 않은 농산물이다. 화학비료는 원래 사용하는 양의 3분의 1 이내에서 사용할 수 있도록 되어 있다. 저농약 농산물은 농약을 뿌린 횟수가 농약 안전기준의 2

분의 1 이하, 화학비료는 되도록 권장량의 2분의 1 이내를 사용하도록 되어 있다. 유기농식품에는 전혀 미치지 못하는 기준이다. 하지만 일반 제품보다는 농약이라도 조금 덜 친 제품이 낫다. 여유가 되고 가족들의 건강을 고려한다면, 보다 안전한 유기농 제품을 선택해 구매하는 것이 가장 바람직하다.

유기농식품의 안전성

유기농식품의 기준에 맞는다고 해서 다른 식품보다 더 안전하다거나 낫다는 의미는 결코 아니다. 다만 친환경적으로 생산했다는 장점이 있을 뿐이다. 식품 자체가 인체에 해를 끼치는 물질을 전혀 가지고 있지 않은 것이 아니라, 암 유발 물질 등의 나쁜 성분이 더해졌을 가능성이 낮기 때문에 우리들은 유기농식품을 선택하는 것이다. 이 점을 분명히 알아야 한다.

반대로 유기농식품이 건강에 좋을 수는 있으나, 유기농이 아닌 식품에 포함된 소량의 잔여 살충제가 건강을 해친다거나 혹은 이 같은 식품을 피한다고 더 건강해진다고 장담할 수는 없다. 왜냐하면 유기농식품의 경우 농약을 사용하지 않기 때문에 번식하는 해로운 박테리아나 미생물들이 오염되어 있을 수 있기 때문이다. 식품에 옮겨 다니는 박테리아의 유해성에 비하면 살충제의 잔여물에 의한 해로움은 오히려 미미할 수도 있다. 오늘날 식품 공급 체계에서 가장 치명적인 위험은 대장균이며, 대장균의 주요 은신처는 바로 유기농의 거름으로 쓰이는 가축 분뇨이다. 어느 것이 안전하다고 누구도 판단하기 어려운 문제가 아닐 수 없다.

그렇다고 해서 과일 등의 식품을 지레 겁먹고 멀리할 필요는 없다. 유기농이든 아니든 과일과 채소는 분명 최고의 식품이다. 대신 유기농법이 세균 퇴치 프로그램은 결코 아니기 때문에 안전하다고 장담할 수는 없으므로, 반드시 깨끗이 씻어 먹어야 한다.

동물성 식품에서는 유해성 박테리아가 과일이나 채소보다 훨씬 더 많이 발견된다. 유기농 제품 표시가 부착된 고기 가공제품들은 유기농법으로 기른 곡물이나 풀을 먹고 자라야 하고, 방목이 가능하여야 하며, 성장호르몬과 항생제를 맞지 않은 가축에서 나온 것이어야 한다. 하지만 많은 농민들이 가축사료에 항생제를 첨가하다 보니 약물에 내성을 가진 박테리아의 출현이 계속 늘어가고 있다.

유기농식품의 구매는 그러한 경향을 억제하는 수단이 될 수 있으나, 건강 측면에서 보면 유기농 육류를 먹는 것보다 차라리 동물성 식품의 섭취를 줄이는 것이 나을 수 있다. 덴마크의 한 연구에 따르면 유기농법으로 키운 닭이 항생제를 먹인 닭보다 심한 설사를 일으키는 균인 캠필로박터균을 갖고 있을 가능성이 더 높은 것으로 나타났다.

식품안전은 어느 한 단계만 안전하다고 지켜지는 것이 아니다. 식품이 생산되어 우리에게 오기까지 모든 단계에서 위험이나 오염 가능성이 존재하기 때문에 모든 단계에서 안전을 기해야 한다. 실제로 우리나라도 미생물 오염 가능성이 높은 생산 현장에서 발생하는 문제를 해결하기 위한 방법으로 'HACCP(Hazard Analysis Critical Control Point)'라는 제도를 도입하여 시행하고 있다. HACCP 제도는 가축의 사육·도축·가공·포장·유통의 전 과정에서 축산식품의 위생에 해로운 영향을 미칠 수 있는 위해 요소를 분석하고, 이러한 위해 요소를 방지·제거하거나 안전성을 확보할 수 있는 단계에 중요 관리점을 설정하여 과학적·체계적으로 중점 관리하는 사전 위해 관리기법이다. 따라서 유기농 농산물을 구입하고자 한다면 HACCP 마크가 부착되어 있는지 여부도 함께 관찰하는 것이 안전하다.

최근에는 채소류와 같은 1차적인 유기농 농산물의 단계를 넘어 유기농 가공식품에 대한 관심도 증가하고 있다. 유기농 원료를 사용하는 것은 물론, 친환경적 제조방법에 따라 생산된 제품들이 인기를 얻고 있다. 특히 발효 과정을 거치는 제품들의 품질 관리에 대해서도 많은 관심을 갖고 있다. 이러한 현상은 단순히 내 가족의 건강만을 생각하는 것이 아니라 우리가 살고 있는 이 지구를 아끼는 마음으로 유기농 농사법을 선택한다는 사람이 늘어가고 있다는 점이며 이는 매우 바람직한 추세라 할 수 있다.

진짜 유기농식품을 어떻게 가려낼 수 있을까?

유기농식품을 구입할 때 가장 중요한 것은 농산물의 생산지이다. 요즘에는 농산물도 재배 지역이나 생산 과정, 생산자의 이름까지 정확하게 공개하는 경우가 많은데, 이런 경우라면 일단 다른 제품보다는 신뢰할 수 있다. 이렇게 농산물의 생산, 유통 과정을 기록하여 공개하는 제도를 '생산이력제'라고 한다. 생산이력제는 이러한 정보를 소비자들에게 제공함으로써, 보다 신뢰할 수 있는 제품이 되도록 노력하고 있다. 이 제도는 프랑스에서 광우병에 걸린 소들로부터 보다 안전한 소고기를 제공하고자 시작한 제도로 지금 우리나라에서는 농산물에 투여한 농약에 대한 정보, 성장촉진제, 토질의 중금속 성분분석결과 등의 자세한 사항들까지 모두 제공되지는 않는다. 하지만 앞으로 더욱 자세한 정보까지 제공한다면 농축산물 생산자로부터 소비자까지 보다 더 신뢰할 수 있는 시장이 형성될 수 있을 것이다.

특히 수입된 재료라면 더욱더 재료의 원산지가 어느 나라인지까지 관찰해야 한다. 보통 수입산의 경우 특정 회사 제품(국제적으로 승인된 인증기관의 승인)을 빼고는 유기농이라 믿기 어렵다. 우리나라에서 나지 않는 재료는 수입산을 사용하는 경우가 많기 때문에 제품의 제조회사, 국가, 함량 등을 살핀 후 유기농 가공식품인지를 제대로 확인해야 한다. 현재 각 나라별로 서로 신뢰할 수 있는 기관을 선정하여 상호 인증서를 발급하여 주고 있다.

생산지를 확인했다면, 그 다음으로 100% 유기농 재료를 사용했는지의 여부와 인위적인 방법으로 가열처리를 하지 않았는지를 확인해 보아야 한다. 겉모습만 보고 쉽게 판단해서는 안 된다. 일반적으로 화학비료나 농약을 쓰지 않는 유기농산물은 비료나 농약을 사용한 일반 농산물에 비해 작고, 거칠거나 모양이 고르지 않으며, 벌레가 뜯어 먹은 흔적이 있다. 반면, 모양이 크고 좋은 농산물은 성장촉진제나 착색제를 사용하였을 가능성이 높다.

모든 경우에 해당하는 것은 아니나 유기농산물은 화학비료를 사용하지 않기 때문에 활발하게 광합성 작용을 해 맛이 좋고 당도가 높다. 잎을 먹는 채소의 경우 광합성을 많이 하게 되면 다소 질길 수 있지만 이렇게 질긴 채소는 배변활동을 도와주고 다이어트 효과도 있기 때문에 맛이 없는 채소라고 멀리할 필요는 없다. 오히려 더 선호층을 확보할 수도 있다.

유기농 가공식품은 유기농산물을 원료로 제조, 가공한 것이다. 유기농 함량 표시와 유기마크 등이 표준화되어있지 않아 식별이 힘들지만, 유기농 원료 함량이 95% 이상인 경우 유기농 가공식품 표시가 가능하므로 위생 점검을 받은 농산물인지 살펴보도록 한다.

전문적인 지식이 부족한 일반 소비자들이 판단할 수 있는 쉬운 한 가지 방법은 앞서 말한 '식품위해요소중점관리기준(HACCP)'과 더불어 '우수농산물 관리 인증(GAP)'을 받았는지 살펴보는 것이다. 국가기관인 국립농산물품질관리원이 인증하는 프로그램 중 하나인 우수농산물 관리 인증은 친환경 농산물 관리를 엄격하게 준수하는 농가의 생산출하품에만 부여하는 것으로 사과 모양의 마크를 띠고 있는데 이 사과 모양의 친환경 농산물 인증마크를 확인하면 안심하고 먹어도 된다. 자연산, 환경 친화적 등의 단어에 현혹되지 말고, 가장 먼저 사과 모양의 스티커가 붙어 있는 제품인지 확인하자.

유전자조작식품이 인체에 끼치는 영향은 무엇일까?

우리나라에서 흔히 GMO라고 부르는 유전자조작식품의 공식 용어는 'LGMO(Living Genetically Modified Organism)'이다. 다른 말로 유전자변형농산물, 유전자재조합농산물(GM Crops)이라고도 한다. 유전자조작식품은 같은 종을 교배해 품종을 개량하는 것과 달리, 인공적으로 돌연변이를 일으켜 만드는 식품이다. 다시 말해, 생물체의 유전자 중 필요한 유전자를 인공적으로 분리 또는 재조합하여 개발자가 의도한 특성을 지니도록 만들어 낸 농산물인 것이다. 병이나 해충에 잘 견디는 농산물이라든지, 숙성이 빨리 되는 과일, 껍질이 무르지 않는 토마토, 몸에 좋은 영양소를 많이 함유한 식품 등이 바로 유전자식품에 속한다. 그 의미만으로 보면, 유전자조작식품은 실로 인간에게 획기적인 음식혁명이라 할 만하다. 영양소의 양을 자유자재로 조절한다거나, 인간에게 해를 끼치는 성분만 제거한다면 그야말로 음식에 대한 고민을 할 필요가 없어지니 말이다.

유전자조작식품은 미국의 다국적기업 몬산토가 1994년에 토마토 유전자와 물고기 유전자를 합쳐 무르지 않는 토마토를 만들어 낸 것이 시초이다. 이후 콩·옥수수·감자·토마토·면화·호박 등이 차례로 만들어졌으며, 1995년 몬산토 사가 처음으로 콩을 상품화하는 데 성공하자 당시 전 세계는 지구촌을 기아에서 해방할 제2의 녹색혁명으로 크게 보도했다. 연구 초기에는 종과 종의 문턱을 뛰어넘어 이 세상에 존재하지 않은 종을 교배하여 만들어 내는 것이 가능한가에 대한 호기심이 강했으나 안전성에 대한 논의가 확대되면서 아주 이질적인 종으로부터의 교배는 상품으로 출하되지 않고 있다.

유전자조작식품은 열에 비교적 강한 것이라든가, 병에 잘 걸리지 않는다든가, 해충에 잘 견딘다든가, 단단한 구조를 만드는 데 관여한다든가 하는 여러 가지 특징들이 있다. 물론 그 역할을 모르는 DNA도 많이 있다. 과학자들은 그러한 특징을 찾아 접목시킴으로써 새로운 두 가지 기능을 동시에 갖는 것을 찾고 있다. 오늘날에는 이러한 DNA의 특성을 미생물로부터 가지고 와서 이용하는 경우가 대부분이다.

앞서 말한 GMO 콩의 유전자도 미생물로부터 특징이 있는 DNA 정보를 가져와 활용하고 있다. 이들은 콩 자체로 활용되기도 하고 두부, 두유, 콩기름, 스넥류 등의 가공식품에 광범위하게 소비되고 있다. 현재 전 세계적으로 유통되는 GMO는 50여 품목이다.

그런데 얼마 전부터 유전자식품에 대한 경계의 목소리가 흘러나오기 시작했다. 아직까지 뚜렷하게 해가 되는 것들이 나타났다고 볼 수는 없지만, 일부 부정적인 몇 가지 결과가 나왔기 때문이다. 어쩌면 자연에서 순수하게 생산되는 농산물의 유전자를 인간의 필요에 의해 조작하다보니, 유전자가 의도한 대로 조작되지 않을 경우 오히려 인간에게 해를 줄 수도 있다는 사실은 당연한 이치일지도 모른다. 실제로도 붉은 색 피튜니아 꽃을 만들기 위해 넣은 유전자가 오히려 작물의 성장을 저해하는 예상치 못한 결과를 초래하기도 했다.

유전자농산물은 해가 되는 부분을 제거하기 때문에 농약의 사용을 줄일 수 있어 환경에도 도움이 된다는 의견에 대해서도 반대 입장이 흘러나오고 있다. 유전자농산물의 유전자가 자연 생태계로 전이되어 오히려 기존에 있던 해충이 돌연변이를 일으켜 저항성이 강한 유전자를 가진 새로운 해충으로 탄생할 수 있다는 것이다. 감기를 예방하는 약을 개발하면 오히려 그 약에 내성을 가진 슈퍼 바이러스가 탄생하여 또 다른 질병으로 인간을 공격하는 것처럼 말이다. 유전자농산물이 재배되는 지역에서는 유기농 농업이 불가능한 이유도 이 농산물들이 생태계를 교란시키고 내성이 강한 해충들을 만들어 내기 때문이라는 주장도 힘을 얻고 있다.

멘델의 법칙에 따르면, 서로 다른 종을 교배하여 새로운 품종을 만들어 내는 육종은 아주 오랜 시간에 걸쳐서 돌연변이를 유도하는 것들이다. 오랜 기간에 거쳐 일어나는 이 변화는 인체에 유익한 것들로 활용되면서 사람이 충분히 적응할 수 있는 시간을 준다. 때문에 사람들은 변화에 조금씩 적응하면서 여유 있게 새로운 육종 농산물을 섭취할 수 있었다.

그에 비해 유전자조작식품의 경우 상당히 짧은 기간에 변화에 적응해야 하기 때문에, 사람에 따라서는 적응이 잘 되는 사람도 있고, 또 적응이 잘 안 되는 사람들도 있을 수 있다. 또 유전자가 의도한 대로 성질을 나타내지 않아 엉뚱한 결과를 가져오거나 다른 유전자의 조절을 혼란시킬 수도 있기 때문에 우리 몸에 이롭지 않은 결과로 나타날 수도 있다. 이런 현상은 오랜 시간을 거쳐서 나타나기도 하므로, 현재로선 매우 조심스러운 접근이 필요하다. 하지만 분명한 것은 이런 인간의 기술 진보가 결국 있는 그대로의 자연의 질서를 파괴하는 방향으로 가고 있다는 점이다. 현재까지도 유전자조작식품에 대한 의구심이 완전히 파헤쳐진 상태가 아니다. 대량생산으로 이익을 보는 기업의 입장과 풍족하지 못한 식량에 익숙해진 저개발국가의 식량증산에 대한 욕구가 맞아 떨어지기 때문에 무조건 반대할 수도 없는 일이다.

현재 중국에서는 미래의 식량난을 대비하여 많은 인구를 먹여 살리기 위하여 유전자가 재조합된 쌀을 만들기 시작했으며, 우리나라에서는 행여 이러한 쌀이 유통과정을 통해 국내로 유입되지 않도록 사전에 면밀히 조사할 수 있는 시스템을 구축하고 있다.

유용성과 위험성의 두 양면을 모두 가진 유전자조작식품, 그렇다면 어떤 선택을 해야 할까? 지금으로서는 유전자조작식품의 유통 경로를 최대한 투명하게 공개하여 식품의 안전성을 점검하는 국가의 노력과 제도가 필요하다. 이런 기본적인 시스템이 좀 더 확실하게 갖춰진다면, 선택은 현명한 소비자의 몫이 될 것이다.

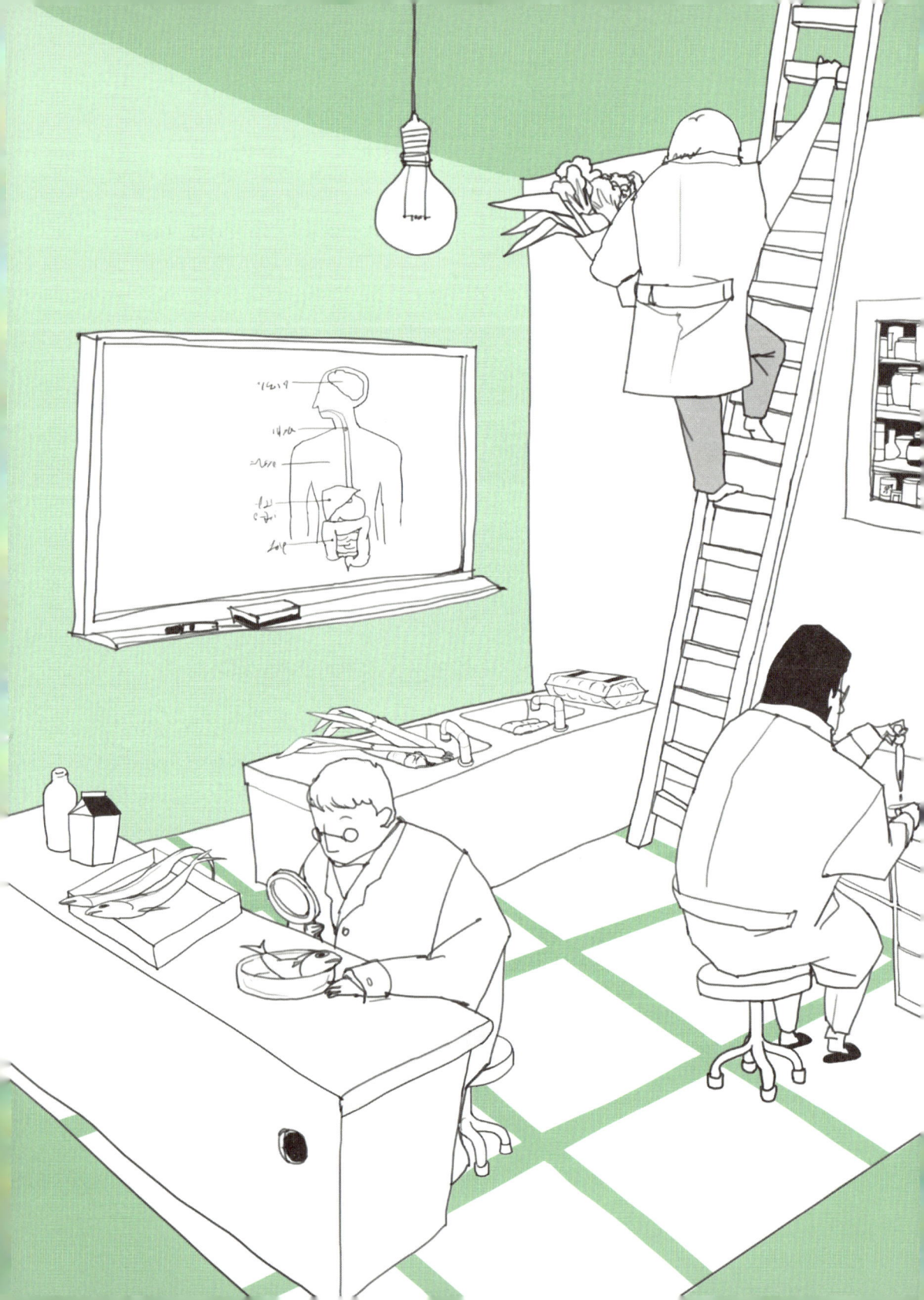

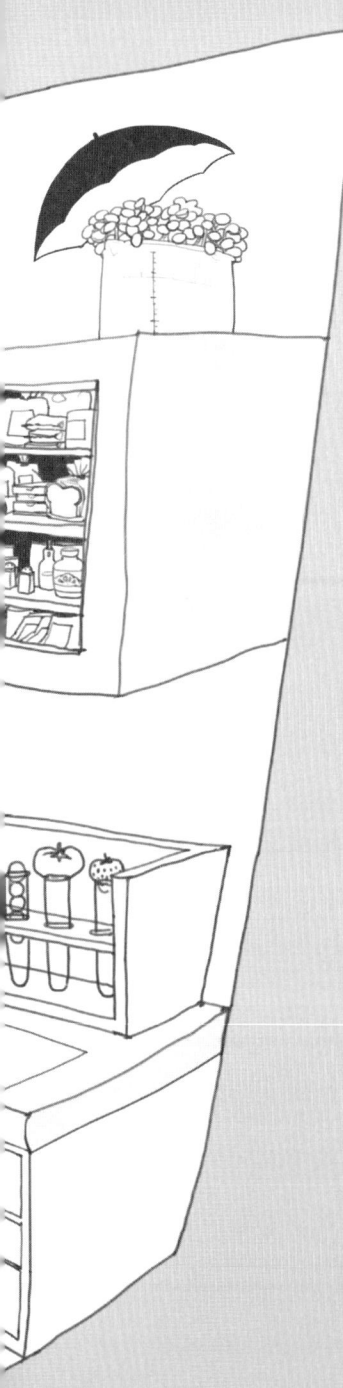

2

몸이 되는 음식 이야기

- 아침에 먹는 사과는 금(金)이다
- 몸 안의 독을 없애주는 디톡스식품
- 몸에 좋은 지방, 오메가-3
- 다양한 영양소가 골고루 함유된 콩과 콩나물
- 감을 먹으면 왜 변비에 걸린다고 할까?
- 커리가 정말 몸에 좋을까?
- 머리를 좋게 한다는 DHA
- 소금은 얼마나 먹는 게 적당할까?
- 설탕 대신 꿀을 먹는 게 몸에 더 좋다?
- 식초가 건강식품이라고?
- 우유는 정말 완전식품인가?
- 라면은 정말 몸에 좋지 않을까?
- 참치를 어린아이들에게 많이 먹여도 될까?

아침에 먹는
사과는 금(金)이다

흔히들 사과를 말할 때 '아침에 먹는 사과는 금(金), 저녁에 먹는 사과는 독(毒)'이라고 입버릇처럼 말한다. 그렇지만 앞서 말한 대로라면 사과는 언제 먹어도 좋은 음식이어야 하지 않은가?

잘 생각해보면 그 답을 금방 알 수 있다. 사과에는 위의 활동을 촉진시켜 소화를 돕는 효소가 들어 있다. 당연히 아침에 일어나서 먹는 사과는 음식을 잘 소화시켜 우리 몸의 에너지원이 된다. 게다가 사과에는 당분이 10~15% 정도 함유되어 있으며, 대부분 과당과 포도당이기 때문에 흡수가 매우 잘된다.

또한 밤새 자는 동안 정체되었던 세포에 활력을 불어 넣어주고, 체내에 축적된 독소를 제거하는 탁월한 역할을 한다. 사과 속에는 펙틴이나 유기산들도 많이 함유되어 있는데 식이섬유인 펙틴은 대장의 연동운동을 도와서 장내 노폐물이나 독소를 발생하는 것들과 결합하여 배설된다. 결국 혈액 내의 독소량을 줄여 주고, 혈액순환을 도와 피부를 건강하게 만들어 줄 뿐만 아니라 유기산과 비타민 C 등은 우리가 먹은 음식물의 신진대사를 촉진시켜 에너지를 만드는데 도움을 준다. 대략 4~5시간이 지나야 에너지가 만들어지는데 참여하게 되니, 아침에 사과를 먹으면 낮에 활동하는데 힘이 된다. 이쯤 되면 사과가 '금'이라는 말의 뜻을 알 수 있다.

하지만 저녁에 먹는 사과는 다르다. 하루 일과를 마치고 휴식을 취해야 할 저녁 시간에 사과를 먹으면 위가 쉬지 못하고 계속 활동을 하게 된다. 위뿐만 아니라 다른 생체기관들도 마찬가지이다. 저녁시간은 우리 몸이 쉬어야 하는 시점인데, 활력을 주고 신체 활동을 하라고 재촉하는 셈이 되어 결국 소화기관을 비롯한 신체조직들이 제대로 쉬지 못해 다음날 아침 얼굴이 붓거나 생활리듬의 균형이 흐트러져 피로감이 지속될 수 있다.

또한 저녁에는 활동량이 줄어들기 때문에 사과 속의 당분 역시 몸에 저장되어 중성지방의 수치를 증가시킬 수 있다. 게다가 사과는 성질이 차고 섬유질이 많아서 장을 자극하여 배변과 위액 분비를 촉진시키기 때문에 밤에 먹으면 속이 쓰리거나 뱃속이 불편해서 잠을 설칠 수도 있다. 따라서 저녁에 사과를 먹을 바에야 차라리 안 먹는 편이 훨씬 낫다.

이처럼 모든 식품은 함유 성분과 그것들의 역할에 따라 몸에 엄청나게 다른 영향을 미칠 수 있다. 좋은 음식이라며 무조건 많이 먹으라는 권유는 크나큰 실수이다. 만약 그럴 수만 있다면 이 세상에 건강하지 않을 사람이 존재하겠는가! 중요한 것은 식품의 좋고 나쁨이 아니라 그 식품을 언제, 어떻게, 어떤 상태로 섭취하느냐이다. 식품을 섭취하는 개개인의 체질을 고려해야 함은 말할 것도 없다. 똑같은 식품이더라도 어떻게 식단을 짜느냐에 따라 금이 될 수도 있고 독이 될 수도 있다. 그것이 바로 우리가 음식에 대해 제대로 알아야 하는 이유이다.

몸 안의 독을
없애주는
디톡스식품

디톡스식품이란?

　간단하게 말해서 몸을 해독시켜 주는 식품을 '디톡스식품'이라고 한다. '디톡스(Detox)'는 '몸 안의 독소를 없애준다'는 뜻을 가지고 있으며, 건강에 관심이 있는 사람이라면 아마 한 번쯤은 들어보았을 것이다.

　현대인들에게 '디톡스'가 중요한 이유는 오염된 환경 때문이다. 불과 몇 십 년 전만 하더라도 산에 핀 진달래를 따다 화전을 부치고, 길가에 자란 쑥을 뜯어 향긋한 쑥국을 끓여 먹었다. 하지만 지금은 어떤가? 도로가 뚫린 도시라면 자동차 매연이 닿지 않는 곳이 없고, 농작물에는 농약이 필수가 되어버렸다.

　봄이 되면 가끔 한강변에서 나물을 캐는 사람들을 보곤 하는데, 그들 곁으로 씽씽 달리는 무수히 많은 차량을 보고 있노라면 저절로 숨이 막혀오는 것을 느낀다. 차량에서 뿜어진 매연 속에는 납을 비롯해 무수히 많은 중금속이 함유되어 있고, 이 성분들은 한강변에 안착해 있다가 자연스럽게 각종 식물들에게 흡수된다. 봄기운에 젖어 상쾌한 마음으로 뜯어온 봄나물을 먹는 순간, 우리 몸속에 중금속도 함께 들어온다고 상상하니 몸서리가 쳐진다. 식품의 유통과정을 일일이 확인할 수 없는 우리는, 이처럼 모르는 사이에 오염된 식품을 섭취하는 경우가 아주 많다.

실제로 만성 피로에 시달리던 사람들이 병원에서 진찰을 받아보면 아무런 이상이 없는 경우가 많다고 한다. 이들 중 몇몇은 어떤 치료로도 효과를 보지 못하다가 공기 좋은 시골로 들어가 직접 채소를 키워 먹으면서 몸이 많이 좋아졌다는 이야기를 한다. 그렇다면 원인은 좀 더 분명해진다. 우리 몸이 유독식품이나 중금속에 오염되어 있을 가능성이 크다는 말이다. 오염되지 않은 깨끗한 산속의 공기를 마시고 농약이 없는 채소를 먹으면서 우리 몸의 나쁜 독들이 씻겨 내려간 것이라고 생각할 수 있다. 하지만 그렇다고 모든 사람들이 터전을 떠나 시골로 내려가 살 수는 없는 일 아닌가! 그렇기 때문에 바로 이 디톡스식품의 중요성이 강조될 수밖에 없다.

음식을 먹을 때는 원하지 않은 나쁜 성분들이 체내로 들어올 가능성이 얼마든지 많다. 음식에 지나치게 열을 가해 태운다거나, 식재료에 농약이 남아 있다거나, 식재료가 각종 중금속에 오염된 경우 등 무수히 많은 경우의 수가 있다. 그뿐인가? 화재나 쓰레기 소각 등을 통해 생성된 다이옥신이 여러 경로를 통하여 식품을 오염시킬 수도 있다. 식품뿐만 아니라 공기 중에도 이에 못지않은 나쁜 성분들이 떠돌아다니고 있고, 우리는 자신도 모르게 그것들을 들이마시고 있다. 그러므로 몸속의 독을 분해시키거나 배출시키는 디톡스식품은 현대인, 특히 도시인들에게 없어서는 안 될 귀중한 보물과 같다.

그렇다고 해서 디톡스식품을 만병통치약이라고 생각하면 안 된다. 죄를 짓고 교회에 나가 자신의 죄를 고함으로써 죄가 다 사해졌다고 생각하는 사람들을 떠올려보라. 우리가 맘껏 나쁜 음식을 먹고 정기적으로 디톡스 음식을 먹어 몸속을 세척할 수 있다고 생각한다면 그건 대단한 착각이다. 우리 몸에 문제가 생기게 되면 그것이 아무리 작은 문제이며, 치료를 했다 할지라도 이미 우리 몸은 어느 정도 해를 입은 상태이다. 나쁜 음식으로 몸속을 채우고 디톡스 음식을 먹어 치료할 것이 아니라, 애당초 좋은 음식을 먹으려고 노력하고 건강한 식습관을 갖는 것이 가장 올바른 방법이다.

이 점을 먼저 상기하고, 디톡스식품에 대해 좀 더 자세히 알아보자. 먼저 우리 몸속의 독소를 없애는 방법은 두 가지가 있다. 첫째는 나쁜 성분을 분해시켜버리는 방법, 둘째는 다른 성분이 유독 성분과 결합하여 세포 내로 흡수되지 못하도록 유도하는 방법이다. 세포 내로 흡수되지 않으면 대변으로 배출시킬 수 있다. 디톡스식품이 바로 그런 역할을 하는 것이다.

다음의 그림에서 보듯 음식물에 오염된 다이옥신은 혈관을 통해서 흡수되며, 이런 성분이 세포 안으로 유입되면 처음에는 몸이 피곤할 뿐이지만 점차 여러 가지 질병을 일으키게 된다. 하지만 오른쪽 그림처럼 식이섬유

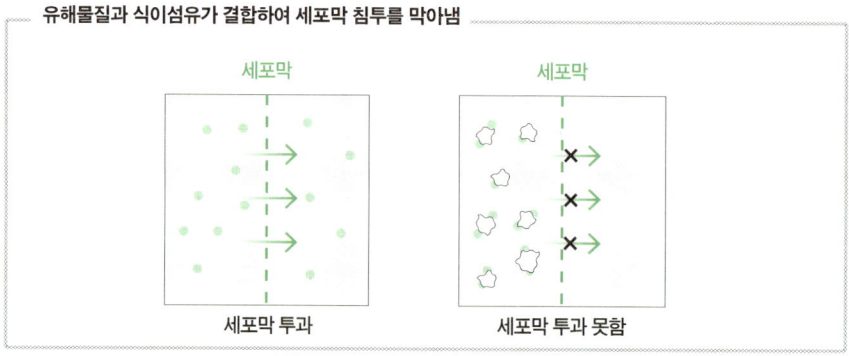

를 섭취하면 식이섬유가 다이옥신과 서로 결합하여 세포 안쪽으로 흡수되지 못하도록 막을 수 있다. 이렇게 유독 성분들과 잘 결합할 수 있는 성분을 함유한 식품이 바로 디톡스식품이다.

디톡스식품의 예

미역과 다시마는 대표적인 디톡스 식품이다. 미역을 젓가락으로 들어보면 끈적끈적한 부분들이 따라 올라오는데, 이것이 바로 '알긴산'이라는 성분이다. 알긴산은 농약이나 독성물질, 유해물질, 중금속 등과 결합하여 몸 밖으로 배설시키는 중요한 역할을 한다. 미역이나 다시마를 많이 섭취하면 그만큼 우리 몸의 나쁜 성분들을 배출할 수 있다.

마늘, 양파, 부추, 파 같은 채소들도 효과적이다. 이들 식품에서는 독특한 풋내음이 나는데, 이 냄새나는 성분이 황(유황)이다. 이 성분은 항암 작용을 하는 동시에 수은과 잘 결합한다. 수은에 오염된 식품을 먹었을 때 이런 채소들을 함께 먹으면 수은 성분이 황과 결합하여 몸 밖으로 배출된다. 이처럼 수은에 의한 오염 정도를 낮추어 줄 수 있는 일이다. 녹차나 한방차에는 카테킨이라는 항산화성분이 있는데, 이 성분도 독성물질과 결합하여 몸 밖으로 배출된다.

굴이나 전복에 많이 함유된 아연은 우리 몸에 치명적인 중금속인 납이 체내에 흡수되려고 할 때 납과 서로 먼저 흡수되려고 경쟁을 하면서 납의 중독을 지연시켜준다. 만일 아연이 없어서 납이 경쟁할 상대가 없다면, 납은 쉽게 우리 몸에 흡수되어 납중독을 일으킬 수 있다. 굴이나 전복을 먹음으로써 납중독에 걸릴 수 있는 확률이 그만큼 줄어들게 되는 것이다. 토마토의 리코펜, 녹즙이나 클로렐라와 같은 식품에 함유된 식이섬유들도 중금속과 결합하여 체내에서 중금속을 배출해 주는 유용한 역할을 한다.

지금까지 음식을 먹을 때에 음식의 영양가에 대해서만 관심을 가지고 있었다면, 이제 관심의 단계를 높여야 할 때가 아닌가 싶다. 왜냐하면 영양부족으로 몸이 허약해지는 경우보다 몸속에 쌓인 유독 성분 때문에 질병에 걸릴 확률이 훨씬 높아졌기 때문이다. 그러므로 음식을 차릴 때 우리 몸속의 유독 성분들을 어떻게 몸 밖으로 배출시키느냐에 좀 더 신경을 쓴다면, 그것이 바로 현대인에게 알맞은 '건강한 식탁'이 될 것이다.

몸에 좋은 지방, 오메가-3

　나이 드신 부모님을 위해 선물을 준비하다보면 가장 많이 떠올리는 것이 바로 건강식품일 것이다. 건강식품은 홍삼엑기스부터 비타민이나 토코페롤이 함유된 각종 기능성 약품까지 그 종류는 셀 수 없이 많다. 그중에서도 요즘 유난히 사람들의 입에 자주 오르내리는 것이 바로 '오메가-3'이다. 대체 오메가-3가 무엇이기에 사람들이 반드시 챙겨 먹어야 하는 필수 건강식품이 된 것일까?

　다들 알고 있겠지만 탄수화물, 단백질, 지방은 3대 영양소라고 불린다. 그런데 그중 지방은 비만의 주범으로 지목되어 유독 우리에게 미움을 받고 있다. 많은 사람들이 다이어트를 위해 지방이라면 무조건 피하는 경우가 많은데, 그렇게 나쁜 영양소라면 어째서 3대 영양소에 포함되어 있는 것일까? 당연하겠지만, 지방이 우리 몸에 꼭 필요한 영양소이기 때문이다. 때문에 무조건 지방 섭취를 피하는 것은 우리 몸의 균형을 위해 별로 좋은 방법이라고 할 수 없다. 그리고 지방 섭취를 무조건 줄인다고 해도 탄수화물이 쉽게 체지방으로 전환되기 때문에 딱히 효과를 보기가 어렵다.

이 지방의 구성 성분인 지방산은 크게 포화지방산과 불포화지방산으로 나뉜다. 지방산은 마치 성냥개비처럼 긴 탄소 사슬이 서로 연결되어 있고 여기에 많은 수소가 결합되어 있는 상태이다. 이 지방산이 포화라는 말은 탄소 사슬에 수소가 최대한 붙어 있는 상태, 즉 수소로 포화됐다는 뜻이다. 따라서 포화지방산은 안정한 분자이며 차곡차곡 잘 쌓이기 때문에 실온에서 고체 상태이다. 포화지방산의 경우 지방산의 사슬 길이가 길어짐에 따라서 흡수율이 저하되는 경향이 있다.

반면 불포화지방산은 중간의 탄소 사슬이 이중결합을 하고 있어 수소가 적게 붙어 있는 상태이다. 그 부분에서 꺾이기 때문에 모양이 중간이 꺾인 성냥개비 같다. 그 결과 분자들이 규칙적으로 배치되지 않아 실온에서 액체 상태로 존재한다. 불포화지방산은 이중결합이 몇 번째부터 나타나는가에 따라 명칭이 달라진다. 다시 말해, 탄소 사슬의 끝부분을 시작으로 세 번째 탄소에 첫 이중결합이 있으면 오메가-3 지방, 여섯 번째일 때는 오메가-6 지방, 아홉 번째일 때는 오메가-9 지방으로 분류한다. 이런 불포화지방산은 옥수수기름, 콩기름, 홍화씨기름, 참기름 등에 많이 존재한다.

참고로 트랜스지방산이란 불포화지방산에 수소를 첨가하여 이중결합을 없애는 과정에서 생기는 지방으로 구조적인 특성 때문에 붙여진 불포화지방산인데, 이중 일부가 우리 몸에 해를 입힌다. 이런 공정을 통해 만들어진 것이 쇼트닝이나 마가린이다. 트랜스지방산은 포화지방산의 구조와 유사할 뿐만 아니라 체내에서도 포화지방산과 유사한 작용을 한다. 때문에 최근에는 혈중 콜레스테롤을 증가시키고 심혈관질환의 위험을 증가시키는 트랜스지방산의 섭취를 줄일 것을 권하고 있다.

불포화지방산은 세포 안의 지방산 분해를 촉진하는 역할을 한다. 하지만 체내에서 만들어지지 않기 때문에 반드시 음식으로 섭취를 해야 한다. 불포화지방산인 오메가-3 지방 역시 우리 몸에 꼭 필요한 영양소이지만 체내에서 만들어지지 않기 때문에 식품을 통해 섭취해야 한다.

그럼, 오메가-3 지방이 우리 몸에 미치는 영향은 무엇일까? 만약 오메가-3 지방이라는 용어가 생소한 분들이라도 DHA, EPA라는 단어는 들어보았을 것이다. 참치나 정어리, 고등어처럼 등푸른 생선에 든 오메가-3 지방 계통에 속하는 것이 바로 DHA, EPA이다. 이 지방들은 중성지방과 피를 엉키게 만드는 피브리노겐이라는 물질을 감소시키고, 몸에 좋은 영향을 끼치는 콜레스테롤인 HDL(High Density Lipoprotein)의 증가에 효과가 있다. 특히 DHA 성분은 성장기 아동이나 청소년들(특히 수험생들)의 두뇌발달을 도와주며 공격적 성향을 완화시켜 주기 때문에 적극적으로 섭취할 것을 권하고 있다.

오메가-3 지방의 효과 중 가장 널리 알려진 것이 심장마비나 뇌졸중 예방 효과인데, 그 사실은 덴마크의 다이어버그 박사의 연구 결과에 의해 밝혀졌다. 다이어버그 박사의 연구에 의하면 1970년 그린랜드 병원에서 10년간 에스키모 환자들의 진료기록을 조사한 결과, 놀랍게도 단 한 명도 심장마비로 인해 사망한 사람이 없는 것으로 나타났다. 그 이유가 바로 에스키모 인들이 오메가-3 지방이 풍부한 생선이나 물개 등을 즐겨 먹었기 때문이다.

에스키모인들은 백인들보다 지방 섭취량이 많은데도 불구하고 동맥경화가 거의 없는 것으로 알려져 있다. 학자들은 이 원인도 혈관 건강에 매우 유익한 오메가-3 덕분이라고 밝히고 있다. 오메가-3 지방은 일부 식물에서 제한적으로 생산되기는 하나 대부분 조개류, 어류 및 물개 등 바다 서식동물에 포함되어 있는데, 어류 및 물개에 포함된 오메가-3가 식물에서 추출한 것보다 5~10배 정도 강력하다고 알려져 있다.

하버드 의과대학의 로프 박사(Dr. Loaf)는 최근 논문에서 "오메가-3는 혈관계통을 원활히 순환시켜 질병을 70%까지 경감시키며, 부정맥으로 인한 부작용을 막아준다"고 발표한 바 있다. 또 다른 연구 발표에서도 오메가-3 지방이 나쁜 콜레스테롤의 개선과 강력한 혈관확장 기능을 가지고 있어 생식기능 작용을 돕고, 전립선의 기능을 회복시킨다고 말한다. 특히 고질병인 고혈압과 당뇨병, 관절염 등에도 두루 효과가 있는 것으로 보고되고 있다. 또한 조직세포에 맑고 깨끗한 혈액을 공급함으로 간의 기능장애를 개선시키는 효과도 있다.

그뿐만이 아니다. 건성 피부로 고생하는 여성들의 경우에도 오메가-3 지방은 매우 유용한 성분이다. 오메가-3 지방은 피부의 콜라겐과 엘라스틴의 주요한 단백질 생성을 증가시키기 때문에, 매끄럽고 탄력 있는 피부를 만들어준다. 캐나다에서는 현재 자국민들에게 하루 1.5g의 오메가-3 지방을 섭취할 것을 권장하고 있으며, WHO(세계보건기구)에서도 이 성분의 섭취량을 늘려야 한다고 권고하고 있다.

특히 한국인은 식물성 기름을 많이 섭취하기 때문에 오메가-6 지방산의 과다로 인한 체내 염증성 질환을 많이 앓고 있다. 그러므로 오메가-3 지방을 섭취하여 오메가-3 지방과 오메가-6 지방의 균형을 맞추어 주어야 각종 성인병을 예방할 수 있다. 이런 이유로 오늘날 많은 사람들이 오메가-3 지방의 효능에 열광하고 있는 것이다.

다양한 영양소가 골고루 함유된 콩과 콩나물

콩은 예로부터 '밭에서 나는 쇠고기'라고 불릴 만큼 우수한 단백질 자원이다. 콩류는 영양성분에 따라 일반적으로 크게 두 부류로 나눌 수 있는데 단백질, 지방의 함량이 많고 탄수화물이 적은 대두류와 단백질, 탄수화물이 많고 지방이 적은 강낭콩, 녹두, 동부, 완두, 잠두, 팥류가 그것이다.

대두는 혈액에 함유된 나쁜 콜레스테롤의 수치를 낮추고 동맥경화를 예방하는 효과가 있다. 특히 대두의 지방은 성인병 예방에 매우 좋다. 대두를 일찍부터 먹으면 유방암 예방 효과를 볼 수 있다는 학계의 보고도 있다. 보통 두부나 된장, 간장, 청국장, 메주, 유부, 두유, 콩가루, 콩기름 등의 주원료로 쓰인다.

강낭콩은 콩류 중 세계에서 가장 널리 재배되고 있는 식품이다. 대두보다 영양소 함유량이 적지만 탄수화물의 함량이 높다. 녹두는 소염이나 해독, 해열, 이뇨 작용, 고혈압 등에 좋다. 맛과 영양, 소화에 좋아 죽이나 빈대떡 등의 음식이 많이 사용한다. 동부는 씨와 어린 깍지를 먹는 콩으로 꼬투리째 먹기 때문에 식이섬유를 풍부하게 섭취할 수 있다. 완두는 성인병 예방에 좋은 베타카로틴과 식이섬유를 함유하고 있다.

이처럼 콩은 종류에 관계 없이 다양한 영양소가 골고루 함유되어 있는 좋은 식품이다. 콩에는 여성호르몬인 에스트로겐과 구조적으로 유사한 이소플라본을 비롯하여 필수지방산인 리놀레산과 생체막의 노화방지 효과가 있는 토코페롤이 다량 함유되어 있다. 또 콩에 함유된 레시틴은 두뇌 영양 공급과 콜레스테롤 개선에 도움을 주고, 혈액순환을 원활히 하는데 도움이 되며, 항산화작용을 한다. 땅콩이나 완두가 산성 식품인데 반해 콩은 알칼리성 식품이라는 점도 주목할 필요가 있다. 우리 몸은 피곤해지면 산성화가 되는데, 이런 경우에는 알칼리성 식품을 섭취하는 것이 도움이 되기 때문이다.

콩이 이렇게 다양한 영양성분을 포함하고 있다면, 콩나물은 어떨까? 콩나물을 먹으면 아이들의 키가 큰다는 말은 사실일까? 결론부터 말하자면, 콩나물을 먹는다고 특별히 키가 더 크는 것은 아니다. 콩나물을 많이 먹어 키가 클 수 있다면 얼마나 좋겠는가. 다만, 콩나물의 콩 부분을 머리에 비유하고 줄기 부분을 몸에 비유하다보니, 콩나물이 키가 큰 식물로 여겨지고 콩나물을 먹으면 키가 커지지 않겠냐는 막연한 말들이 근거 없이 퍼진 것이다. 키가 크기 위해서는 영양이 풍부한 음식을 섭취하고, 충분히 잘 자고, 운동을 많이 하는 것이 가장 바람직한 방법이다. 건강을 위해 가져야 할 가장 기본적인 생활 습관이 키가 크는 데 가장 도움이 된다.

콩나물을 먹는다고 키가 쑥쑥 자라는 건 아니지만, 콩나물 역시 여러 가지 영양소를 많이 함유한 식품이다. 단백질과 무기질, 비타민 B1, B2, C의 함량도 높다. 콩 자체에는 들어 있지 않은 비타민 C는 콩이 발아해 콩나물이 되면서 생기는데, 콩나물 무친 한 접시(200g 기준)에는 어른이 하루에 먹어야 하는 비타민 C의 절반 정도가 들어 있다.

음식으로는 단백질과 칼슘이 풍부한 음식이 키가 크는 데 좋다. 우유나 멸치처럼 뼈의 성장을 돕는 음식이 아무래도 도움이 된다. 잘 자는 습관 또한 키가 크는 데 도움을 준다. 왜냐하면 성장호르몬이 숙면을 취하는 시간에 분비되기 때문이다. 성장호르몬은 보통 오후 10시에서 새벽 2시 사이에 분비되므로 이 시간에 잠을 충분히 자면 성장에 좋은 영향을 미칠 수 있다. 특히 2차 성장기의 청소년들이 잠을 제대로 자지 못하는 경우가 많은데, 일상생활을 규칙적으로 영위하면서 충분한 수면을 취해야 키도 크고 건강해질 수 있다.

마지막으로 키가 크는 데 있어서 가장 중요한 요소는 바로 운동이다. 음식이나 수면보다 현대인들에게 많이 부족한 것이 바로 운동이기 때문이다. 운동을 하면 뼈를 생성하는 조골세포가 활성화되는데 반하여 운동을 하지 않는 사람은 뼈에 적당한 자극을 주지 않기 때문에 파골세포(Osteoclast)가 뼈를 파괴시키는 쪽으로 활성화되어 키가 자라지 않을 뿐 아니라 골다공증 등의 위험에 빠질 수 있다. 따라서 뼈에 적당한 자극을 가해주는 운동을 하는 것이 좋다. 하지만 청소년들이 지나치게 웨이트 트레이닝에 매달리면 뼈로 가야 할 호르몬이 근육을 키우는 데 사용되어 키가 크지 않는 경우가 생긴다. 그러므로 청소년기에는 웨이트 트레이닝은 삼가하고 농구나 배구 등의 탄력이 필요한 운동을 하는 것이 좋다. 점프를 하며 도약을 할 때 관절과 인대, 건과 같은 부분에 적당한 자극을 줄 수 있기 때문이다.

감을 먹으면 왜 변비에 걸린다고 할까?

최근 일본 후쿠시마에서 원자력발전소 사고가 나면서 여러 가지 방사능 물질이 유출되어 수많은 피해가 발생했다. 그중에는 스트론튬이라는 치명적인 방사능이 포함되어 있는데 이는 반감기가 무려 28년이나 되고, 체내에서 좀처럼 빠져 나오지 않으며 중풍을 일으키기도 하는 위험한 방사선 종류이다. 이런 스트론튬도 타닌(Tannin)과 결합하면 장에서 흡수되지 않고 배설되는 특징이 있는데 과거 러시아가 체르노빌 사건 때 주민들에게 화이트 와인보다도 드라이한 레드 와인을 권장한 것도 바로 이런 이유이다. 이웃 일본으로부터 넘어 오는 방사능 물질에 두려움이 많은 사람이라면 타닌이 함유된 레드 와인을 먹는 것도 하나의 방법이 될 수 있을 것이다. 그중에서도 카베르네 쇼비뇽 품종은 타닌 함량이 높은 대표적인 와인이다.

그렇다면 와인 외에 타닌 성분이 많이 함유된 식품으로는 무엇이 있을까? 바로 덜 익은 감을 들 수 있다. 감은 숙취를 제거하는 데 효과가 좋아 술 마신 뒤 후식으로 많이 먹는 과일이다. 반면, 변비에 걸릴 수 있기 때문에 소화기능이 약한 사람은 감을 먹지 않는 것이 좋다는 설도 있다. 확실히 감에는 변비의 원인이 되는 성분이 들어 있다. 감을 먹다보면 덜 익은 감의 경우 떫은맛을 느끼는데, 이 맛을 내는 타닌은 물에 잘 녹지 않는 성질을 가지고 있어서 변비의 원인이 된다. 게다가 타닌 성분은 지방과 작용하여 변을 굳게 만들기 때문에 많이 섭취하면 배변 활동이 원활하지 못하게 된다. 반대로 설사에 걸린 사람에게는 좋은 약이 될 수 있다. 지난 시절, 우리 할머니들이 어린아이가 설사를 하면 감을 으깨서 먹이곤 하셨는데 이것은 참 좋은 민간요법 중에 하나이다.

감이 익어 홍시가 되고 곶감이 되면 이런 특성은 점차 줄어든다. 타닌 자체가 줄어드는 것이 아니라, 떫은맛을 내는 수용성 타닌(카테콜 류, 카테킨)이 점차로 물에 녹지 않은 불용성이 되면서 떫은맛의 활성이 떨어지는 것이다. 이렇게 과일이 익어감에 따라 자연스럽게 수용성 타닌이 불용성으로 바뀌는 경우도 있지만, 인공적으로 감을 익혀 떫은맛을 없애버리기도 하는데 이것을 '탈삽(脫澁)'이라고 한다. 일반 감의 타닌 성분들을 불용성으로 변화시키는 방법으로 곶감을 만드는 것이 있다.

곶감은 보통 날감의 껍질을 벗기고 말려서 만드는데, 곶감이 되면 감의 영양성분도 변한다. 곶감이 내는 단맛은 대부분 포도당과 과당으로, 말리는 과정에서 날감보다 무려 4배나 증가하게 된다. 곶감 표면에 있는 하얀

가루가 바로 포도당과 과당이 결정화한 것이다. 그러므로 곶감을 살 때는 흰 가루가 많고 도톰하고 단단한 것을 택하는 것이 좋다. 당 이외에도 칼슘, 카로틴, 단백질 등이 함유되어 있고, 특히 비타민 C는 사과의 8~10배나 포함되어 있으며, 비타민 A의 함량도 2배 정도 많다. 곶감은 감을 말리는 과정에서 과일의 당도가 더 높아지기 때문에 어는점이 0℃ 이하로 내려가 잘 얼지 않는다. 수분이 거의 없는 곶감이 얼지 않고 말랑말랑하게 보관되는 이유가 바로 이런 성질 때문이다.

커리가 정말 몸에 좋을까?

가끔 일부 대중매체들이 커리에 들어 있는 강황이 우리 몸에 마치 만병통치약과 같은 기능을 발휘하는 것처럼 보도하는 경우를 보게 된다. 혹자는 강황이 관절염을 물리치고, 암을 물리치며, 심지어 알츠하이머병까지 물리친다고 주장한다. 과연 강황에는 이런 탁월한 효능이 있는 것일까?

강황은 생강과(Zingiberaceae)의 강황속(Curcuma)으로 분류되는 다년생 식물이다. 학자들에 따라 30~70여종의 독립종이 존재한다고 말하는데, 정확한 종의 수는 알려지지 않고 있다. 외관상의 형태는 생강과 비슷하다. 강황은 인도를 중심으로 한 열대, 아열대 지역에서 주로 재배되는데 인도에서만 연간 생산량이 20~30만 톤에 달한다. 주로 뿌리와 줄기를 식용, 약용, 천연 염료로 사용하는데, 특히 음식으로 먹을 때 커리의 노란색을 나타내는 빼놓을 수 없는 착색성 향신료이다.

커리 가루는 20~30% 정도가 강황이고 나머지는 고수, 생강, 칠리, 후추, 겨자 등의 향신료로 이루어져 있다. 우리나라에서 먹는 커리는 15가지 이상의 향신료가 첨가되어 만들어진 것으로 인도 사람들이 먹는 것과는 그 맛이 조금 다르다. 우리나라 사람들의 입맛과 취향에 맞게 조절되었기 때문이다.

미국 FDA의 분석에 따르면 전 세계적으로 커리를 먹는 사람들이 암에 걸릴 확률은 커리를 먹지 않는 사람들에 비해 10%밖에 안 될 정도로 항암 효과가 뛰어나며, 그 대표적인 원료가 바로 강황이라고 한다. 인도인들은 암 발생률 뿐 아니라 치매 발생률도 세계에서 가장 낮은데, 65세 이상 인도인의 치매 발생률이 1%에 불과하다. 이에 비해 한국인의 치매 발생률은 10%나 되며, 미국인의 경우에도 4%가 조금 넘는 것으로 나타났다. 많으면 하루에 세 번까지 커리를 먹는 인도인들의 식습관이 그 원인이다.

이외에도 커리를 먹으면 혈액순환이 원활하게 되도록 도와주어 몸을 따뜻하게 만들며, 혈액 속의 지방질을 산화시켜 성인병을 유발하는 활성산소를 없애는데 탁월한 효과가 있다. 또 뇌의 활동을 증진시켜 카테콜아민이라는 호르몬의 분비를 촉진시키는데, 이 호르몬은 지방대사를 촉진시켜 다이어트에 도움을 주기도 한다. 자료에 의하면 수천 년 전부터 시행되어 온 인도의 고대 아유르베다 요법에서 강황의 효능을 잘 설명했는데, 강황은 배탈에 좋고, 상처를 치유하며, 혈액 청소 효과가 있다고 한다. 요즘도 인도 사람들은 강황을 상비해두고 소염제와 비슷한 용도로 쓰고 있다고 한다.

이렇게 강황은 항암 및 항염효과, 치매예방 효과, 다이어트 효과, 항산화 및 노화 억제효과, 간장기능증진, 피부미백 효과 등이 있는 것으로 알려져 의약계에서도 활발한 연구가 진행되고 있다. 이런 여러 가지 연구 결과를 비추어 볼 때, 효능의 정도를 아주 정확하게 알 수는 없지만 강황이 건강에 좋은 성분임에는 틀림이 없다. 한 가지 더! 강황으로 요리를 할 때 후추를 첨가하는 것도 잊지 말자. 후추는 강황의 흡수율을 1,000배나 높여 주기 때문이다.

머리를 좋게 한다는 DHA

생선이나 견과류에는 불포화지방이 많고, 고기류에는 동물성 지방의 대표적인 포화지방이 많다는 사실은 이제 상식처럼 널리 알려져 있다. 또한 포화지방은 성인병을 유발하는 주요 원인이 되기 때문에 가급적 적은 양을 섭취하는 것이 바람직하다는 사실도 익히 알고 있다. 그런데 그럼에도 불구하고 사람들이 포화지방이 많이 함유된 고기류를 선호하는 것은 왜일까? 그것은 오직 하나, 포화지방이 훨씬 맛이 좋기 때문이다.

그에 비해 상대적으로 맛은 덜하지만 불포화지방은 우리 몸에 매우 유익한 지방이다. 생선에는 DHA를 비롯한 오메가 3 혹은 오메가 6와 같은 불포화지방이 많이 함유되어 있다. 여기서 우리가 주목할 것은 바로 DHA이다. 생선 중에서도 등푸른 생선에 이 DHA가 다량 함유되어 있다.

DHA란 'Docosa Hexaenoic Acid'을 줄인 말로, 체내에서 합성되지 않아 반드시 음식물로 섭취해야 하는 필수지방산을 말한다. 필수지방산으로는 리놀레산과 리놀렌산, 그리고 아라키돈산이 있는데 이는 리놀레산으로부터 체내에서 합성되는 것이다. 그러나 리놀레산이 부족하면 아라키돈산을 다른 식품으로부터 공급받아야 하므로 아라키돈산도 필수지방산의 범주에 들어가게 된다. DHA와 EPA도 리놀렌산을 충분히 섭취할 때 우리 인체에서 합성할 수 있다. 따라서 리놀렌산의 섭취가 부족하거나 체내에서 이를 전환하는 효소의 불균형이 초래될 때 DHA와 EPA의 합성에 장애가 발생할 수 있으므로, 이들 지방산도 필수지방산의 범주에 포함시키기도 한다.

보통 바다에서 잡히는 생선의 기름에는 5~10%의 DHA가 포함되어 있다. 보통 동물성 지방은 포화지방산으로 분류되고 식물성 지방은 불포화지방산으로 분류되지만, 이 성분은 불포화지방산이면서도 식물이 아닌 어패류에 들어 있는 것이 특징이다.

DHA는 사람의 뇌, 각막, 신경, 정자, 모유 등에서 많이 발견되며, 이들 기관의 형성 과정이나 기능에 중요한 작용을 한다. 치매환자의 뇌에서는 DHA의 양이 현저하게 줄어들어서 치매환자에게 DHA를 섭취하게 할 경우 어느 정도 효과가 있는 것으로 알려져 있다. 또 DHA는 불포화지방산이기 때문에 콜레스테롤 수치를 떨어뜨려 혈전을 방지하고, 각종 성인병을 예방한다는 주장도 나오고 있다. 그러나 정상인의 경우 기억력을 증가시켜 준다는 확실한 연구결과는 아직까지 없다. 따라서 요즘 선전하는 것처럼 머리회전에 좋다고 단언하기는 어렵다. 다만 뇌신경세포에 다량 함유되어 있기 때문에 뇌신경세포막을 구성하거나 유지하는데 일부 역할을 하리라는 예측은 할 수 있다. 그러므로 DHA가 부족하여 심한 영양실조 상태일 때는 이를 공급해주는 것이 신경세포 구조와 기능을 유지하는 데 필요하다.

그런데 순도가 높은 DHA를 섭취하는 것은 결코 쉬운 일이 아니다. 왜냐하면 DHA 성분을 함유한 식품을 가열하여 조리할 경우, 이 성분이 함유된 기름이 분해되어 손실될 수 있기 때문이다. 따라서 DHA 성분을 추출해 함유시킨 가공식품보다는 DHA 성분이 함유된 생선류를 날로 먹는 것이 최선의 방법이라고 할 수 있다. 생선 중에는 참치, 방어, 뱀장어, 고등어, 꽁치, 정어리, 연어, 송어, 전갱이, 붕장어, 가다랑어, 참돔, 잉어 및 가자미에 많이 들어 있고, 닭고기에도 적은 양이나마 포함되어 있다.

소금은
얼마나 먹는 게
적당할까?

소금의 효능과 권장량

소금은 모든 생명들이 생존함에 있어 없어서는 안 되는 귀중한 물질이다. 소금이 없다면 지구의 존재도, 모든 생명체의 존재도 있을 수 없다. 코끼리들조차도 평소에는 풀이나 나뭇잎을 먹지만 일 년에 한두 번 소금이 있는 동굴을 찾아가 동굴 벽에 축적된 암염(소금)을 먹으면서 생명을 유지한다. 이렇듯 소금은 동물에게도 필수인 무기물이다. 바닷물을 증발시켜 얻거나 소금 광산을 캐서 얻은 소금은 우리 선조들이 최초로 사용했던 감미료이기도 하다.

소금이 사람을 비롯한 동물에게 생리적으로 필요 불가결한 이유는 체내 특히 체액에 존재하며, 삼투압을 유지시키는 중요한 구실을 하고 있기 때문이다. 인간의 혈액 속에는 0.9%의 염분이 함유되어 있다. 소금의 나트륨은 체내에서 탄산과 결합하여 중탄산염이 되고, 혈액이나 그밖에 체액의 알칼리성을 유지하는 구실을 한다. 또 인산과 결합하여 체액의 산·알칼리의 평형을 유지시키는 구실을 한다.

또 나트륨은 쓸개즙·이자액·장액 등 알칼리성 소화액의 성분이 된다. 만일 소금 섭취량이 부족하면 이들의 소화액 분비가 감소하여 식욕이 떨어진다. 또한 나트륨은 식물성 식품 속에 많은 칼륨과 항상 체내에서 균형을 유지하고 있다. 칼륨이 많고 나트륨이 적으면 생명이 위태롭게 되는 경우까지 생긴다.

어디 그뿐인가. 소금의 보존력도 우리에게는 무척 유용하다. 생선을 절이거나 배추를 절이는 등 우리 민족은 소금으로 음식을 보존해왔다. 음식을 상하게 하는 박테리아나 곰팡이 세포의 안보다 바깥쪽의 소금 농도가 높으면 세포 속의 수분이 빠져 나와 바깥의 농도를 낮추려는 삼투 현상이 일어나게 되어 결국 세포가 죽고 마는 것이다. 이처럼 소금은 방부 효과를 제공하여 식품의 보존성을 높여주게 된다.

우리 몸에서 소금이 결핍되면 단기적인 경우에는 소화액의 분비가 부족하게 되어 식욕감퇴가 일어나고, 장기적인 경우에는 전신 무력감·권태·피로나 정신불안 등이 일어난다. 또 땀을 다량으로 흘려 급격히 소금성분을 상실하면 현기증·의욕상실·의식혼탁·탈력 등 육체적으로나 정신적으로도 뚜렷한 기능상실이 일어난다. 이렇게 소금이 유용한데, 왜 짜게 먹으면 안 된다고 만류하는 걸까? 그것은 우리 몸이 혈중 나트륨 농도를 일정 수준으로 유지하기 위해 노력하기 때문이다.

다시 말해서 소금의 농도가 어느 기준을 넘어서 높아지면 소금 농도를 낮추기 위해 우리 몸이 활동을 시작한다는 이야기이다. 소금 농도가 많으면 우리 몸은 어떤 활동을 시작할까? 당연히 물을 많이 섭취하여 소금의 양을 희석시키고 싶어 한다. 때문에 짜게 먹으면 계속 물을 찾는 것이다. 몸이 물을 많이 요구하면 혈액량이 늘어나고, 혈액량이 늘어나면 심장이 더 많은 피를 온몸으로 보내기 위해 마구 펌프질을 하게 된다. 이때 심장에 무리가 뒤따르고 혈압이 높아질 수 있다.

그래서 고혈압 환자들이 짜게 먹는 것은 바로 건강을 해치는 지름길이란 말이 나오는 것이다. 고혈압 환자들은 반드시 '저나트륨 식단'을 채택해야 한다. 아무리 몸에 좋은 음식도 과다하게 되면 고혈압, 심장병, 천식, 당뇨 및 위암 등과 같은 심각한 건강 문제들을 야기할 수 있다.

성인 남성의 경우 하루 권장 나트륨은 6g 미만이다. 그런데 우리나라의 음식은 대부분 맵고 짠 것들이 많기 때문에 신경을 쓰지 않으면 자신도 모르는 사이에 나트륨을 과도하게 섭취하고 만다. 성인병 중에 유독 고혈압 환자, 당뇨병 환자, 심장병 환자가 많은 것과 일맥상통한다. 게다가 햄버거나 과자, 피자, 국수 등 밀가루 가공식품에는 나트륨의 함량이 무척 높다. 때문에 이런 음식을 주식으로 하거나 선호하는 미국 사람들에게는 고혈압이 거의 전염병 수준으로 많다.

그러므로 소금을 적게 섭취하려면 외식을 줄이는 것이 좋다. 또한 햄이나 소시지, 베이컨 등 기본적으로 소금 함량이 높은 가공식품의 섭취를 줄여야 한다. 우리나라는 식사시간마다 대부분 국이나 찌개가 나오므로 상에 오르는 국물류의 섭취를 줄이는 것도 중요하다. 국이나 찌개의 경우 뜨거워서 짠맛을 잘 못 느끼기 때문에 섭취하는 양을 잘 모르는데, 이렇게 되면 저절로 소금의 섭취가 많아진다. 매 끼니 국을 먹는 경우, 국에서만 하루 권장량의 소금을 섭취하게 된다. 이외에도 우리가 즐겨먹는 젓갈류나 장아찌, 새우젓, 된장, 간장, 고추장 등의 식품들도 기본적으로 소금을 많이 함유하고 있으므로 조심해야 한다.

다양한 소금의 종류

이렇듯 소금은 권장량을 잘 지키며 섭취해야 하는 감미료 중 하나이다. 그런데 그 범위를 조금 벗어나 생각하면 소금은 우리가 생존하는데 아주 중요한 물질이기도 하다. 그것은 바로 소금이 가지고 있는 정화작용 때문이다. 소금이 태양광선을 받아 처음 생겨날 때에는 아주 순수한 성분인데, 이 순수한 소금은 지구상의 물과 접촉하면서 물속의 모든 불순물을 흡착하여 물을 정화한다.

따라서 바닷물의 소금은 순수한 소금 상태가 아닌, 바닷물 속의 온갖 불순물들인 간수, 황산가스, 스트론튬, 다이옥신, 구리, 납, 아연, 페놀 등의 중금속과 무기 미네랄인 칼슘, 칼륨, 마그네슘, 인 등 약 80여종의 불순물들을 흡착한 것이다. 이 소금의 정화작용에 의하여 지구의 70%를 차지하는 거대한 바닷물은 늘 깨끗하게 정화된 상태로 온갖 생명의 산실이 되고 있다.

소금이 없다면 지구는 거대한 쓰레기통이 되어 버리고 말았을 것이다.

현재 우리가 먹고 있는 대부분의 소금(천일염, 흰소금, 곤소금, 맛소금, 구운 소금, 볶은 소금, 자염, 죽염 등)도 깨끗하고 순수한 소금이 아닌, 온갖 불순물들을 흡착하여 죽어버린 소금이다. 소금이 함유하고 있는 독소들의 많고 적음만 차이가 날 뿐 이 죽은 소금을 우리가 지속적으로 먹는다면 현대의학에서 말하는 대로 혈압이 높아지고, 혈관이 막히고, 결석이 생기고, 당 수치가 높아지는 등의 건강 이상이 생길 수밖에 없다.

소금 속의 불순물들은 일반적으로 체내에 나쁜 영향을 끼친다. 단백질과 지방질을 응고시키는 간수(두부를 만들 때 응고제로 사용) 성분은 체내에서도 혈액 속의 영양제인 지방과 단백질을 응고시켜 혈관을 막히게 하여 순환기 장애를 가져오며, 황산가스는 산소를 결핍시켜 세포들의 수명을 단축시키며 그 기능을 저하시킨다. 스트론튬은 지속적으로 신경장애를 야기하여 뇌졸중 등 신경성질환을 촉발한다. 무기 미네랄인 칼슘, 칼륨, 마그네슘 등 약 80여종의 돌가루들은 우리 인체에서 소화할 수 없는 물질들이기 때문에 경우에 따라서는 인체 내의 혈관과 신경 등을 막아 소위 결석을 조장할 수 있다. 따라서 이제라도 소금을 깨끗하게 닦아 먹지 않음으로서 생기는 병에 대해 모두가 제대로 인식해야 한다. 그러나 소금 속의 간수나 유독가스, 중금속을 완전히 제거하여 순수하고 안전한 소금 형태로 섭취한다면, 소금은 우리 몸에서 더 이상 해로운 존재가 아니게 된다.

현대에 들어 성인병을 일으키는 가장 큰 원인이 마치 소금인 것처럼 인식되면서 아예 무염식과 저염식을 외치며 점점 소금을 식탁 위에서 내몰지만 이는 이치에 맞지 않다. 지혜로운 우리 조상들은 소금을 오직 짠맛의 광물질로만 여기지 않고, 우리 몸에 끼치는 좋은 영향을 알고 있었기에 수천 년 전부터 모든 불순물을 흡착하여 바다를 살리고 죽어버린 소금을 김치, 간장, 된장, 고추장, 각종 젓갈 등에 넣어 발효식품으로 만들어 먹어 온 것이다.

우리가 먹는 정제염은 미네랄 함량이 너무 낮고, 가공소금(꽃소금)이 해수에서 오는 더러운 성분을 걸렀기 때문에 먹기에 적절하다고 할 수 있다. 요즘 많이 판매되는 천일염은 미네랄 함량이 높기 때문에 좋긴 하지만 반드시 염전이 위생적인 곳에서 생산한 것을 선택해야 한다.

용도에 따라 어떤 소금을 선택하는 것이 좋으냐고 묻는다면 사용하는 목적에 따라 각기 다르다고 말할 수 있다. 이것은 '쇠고기의 어떤 부위가 맛있나요?'라는 물음에 국을 끓일 때는 어떤 부위를 장조림을 할 때는 어떤 부위를 불고기감으로는 어떤 부위를 선택하면 맛있다고 대답하는 것과 마찬가지이다. 소금도 배추김치를 절일 때 천일염, 구운 고기에 양념을 할 때 굵은 암염이 맛있다. 맛소금은 입자가 고와 잘 녹고 양념이 잘 스며들지만, 일반 소금에는 없는 조미료 등이 들어가 있으므로 계란 프라이를 할 때나 기름소금을 만들 때 사용한다. 팬솔트는 나트륨 함량이 다른 소금보다 월등히 적어 일반인에게는 좋지만, 나트륨 대신 첨가한 다른 물질이 당뇨병에 먹는 약과 상반된 반응을 일으킬 수도 있으므로 당뇨병 환자들은 피하는 것이 바람직하다.

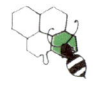

설탕 대신
꿀을 먹는 게
몸에 더 좋다?

설탕, 꿀, 올리고당은 모두 단맛을 위해 첨가하는 감미료이다. 이들은 모두 음식의 식감을 더해주거나 한약이나 커피처럼 쓴맛을 일부 줄여줄 목적으로 식품에 첨가되는 것인데 이들 중에는 몸에 좋은 것이 있는가 하면 경우에 따라서는 몸에 해로운 것도 있다.

그렇다면 단맛을 내는 첨가물 중에는 어떤 것이 몸에 좋은 것일까? 또 우리는 흔히 설탕 대신 꿀을 넣어서 먹으라고 하는데 과연 정말 꿀이 설탕보다 좋을까? 설탕에 비하여 1.4배나 당분이 많은 꿀은 우리 몸에 탄수화물을 공급하는 식품이다. 꿀은 단당류이며 주로 과당으로 구성되어 있으며, 적은 양이기는 하나 포도당도 일부 포함되어 있다. 단당류 분자가 2개 모인 것이 이당류인데 설탕이 여기에 속하며 포도당과 과당으로 구성되어 있다.

설탕은 비만, 당뇨, 고혈압, 심장병 등과 무관하다고 말하나 여기에는 '적절한 양의 섭취'라는 전제조건이 따라 붙는다. 적절한 양을 넘어서면 오히려 이런 위험요소들이 뒤따른다. 곡류는 다소 과식하더라도 소화과정 자체가 지루하리만치 길어서 당분을 과하게 섭취하더라도 인체에 큰 해가 되지 않는다. 그러나 설탕은 섭취하자마자 바로 포도당으로 전환되어 에너지원으로 체내에 흡수되기 때문에 쉽게 과잉 축적될 수 있다. 결국 설탕을 과하게 섭취하는 경우 에너지로 쓰고 남은 당분은 체내에 흡수되어 체중증가의 원인이 된다. 또, 설탕이 몸 안에 들어오면 혈당치(혈당이란 피 속의 '포도당'을 말하고, '혈당치'는 피 속에 '포도당'이 얼마나 많은지를 말한다)가 빠르게 올라가고 이를 정상 상태로 돌리기 위해서 인슐린이 분비되는데, 이때문에 혈당치가 다시 낮아지면서 심한 허기가 몰려와 식욕증가로 이어져 과식을 하게 되고, 과식이 빈번해지면 인슐린이 부족하여 결국에는 당뇨를 유발하게 된다. 뿐만 아니라 당분이 혈액 내 칼슘의 배설을 촉진해 뼈를 약하게 하고 골다공증을 일으키기도 한다.

설탕에 비하여 꿀은 혈당치가 올라가는 속도가 완만한 편이다. 즉, 이당류를 섭취하는 것보다 과당을 섭취하는 것이 혈당치를 덜 높인다는 말이다. 하지만 그렇다고 꿀을 무한정 섭취해도 되는 건 아니다. 과당은 간에서 포도당으로 바뀐 후 에너지원으로 사용되기 때문이다. 결국 과당도 과다 섭취하면 혈당치를 올리게 되어 있다.

우리가 많이 먹는 설탕의 종류에는 백설탕과 갈색설탕, 황설탕, 흑설탕이 있다. 백설탕을 제외한 세 가지 설탕은 모두 같은 설탕이라고 볼 수 있으며, 색소를 제거하는 과정에 따라 조금씩 차이가 날 뿐이다.

설탕은 외국에서 수입하는 노란색(또는 암갈색) 원당을 정제하여 얻게 되는데, 이 과정에서 가장 처음 생산되는 것이 순도 99.9%의 백설탕이다. 그 다음 단계에서는 갈색설탕이 생산되는데 공정의 반복과정 중 열이 가해져서 설탕에 색깔이 생긴 것이다. 백설탕이나 갈색설탕은 모두 원료당을 정제한 설탕이므로 영양학적으로 큰 차이가 없다. 백설탕은 부드럽고 담백한 단맛을 느낄 수 있어 요리용은 물론 커피나 홍차 등 식품의 본래 지닌 맛을 더 돋보이고 싶을 때 사용한다. 갈색설탕은 백설탕보다 좀 더 독특한 풍미와 맛을 지니고 있어서 강한 맛을 내고 싶을 때 주로 사용한다.

백설탕을 시럽화하여 재결정 과정을 거치면 열에 의해서 갈변되면서 정백당 안에 있던 원당의 향이 되살아나게 되는데, 이것이 황설탕(중백당)이다. 순도는 백설탕보다 떨어지지만 원당의 향이 들어 있고 색상도 노란색이어서 커피용으로 많이 이용된다. 마지막으로 흑설탕은 제당회사에서 임의로 황설탕에 캐러멜을 첨가하여 색깔이 더욱 짙어 보이게 만든 것이다. 독특한 향과 색상 때문에 수정과나 약식 등에 많이 이용된다.

꿀은 꽃가루 속에 포함된 비타민, 단백질, 미네랄, 아미노산 외에도 효소가 함유되어 있으며, 포도당과 과당에 의한 피로회복 효과는 어떤 식품과도 비교할 수 없는 것이 특징이다. 포도당과 과당을 주성분으로 한 벌꿀은 체내 장벽에 직접 흡수되어 글리코겐이 된 후에 간에 저장된다. 포도당은 주로 체내 근육 세포에서 연소하여 생명을 지속하는 데 필요한 에너지를 발생한다. 또한 우리 몸에 필요한 무기물의 대부분을 꿀이 함유하고 있어 체내의 중요한 생리 작용을 원활하도록 도와주고 골조직의 발육에도 도움을 준다. 그밖에도 영양 장애, 빈혈 예방 및 치료, 당뇨병의 당원 공급, 간장병의 예방 및 치료, 숙취 해소에도 효과가 있다.

설탕은 분해과정에서 비타민이나 무기질 등을 필요로 하지만, 꿀에 들어 있는 포도당, 과당은 체내에서 더 이상 분해될 필요가 없는 단당체로 되어 있어서 체내 흡수가 아주 빠르게 되어 영양의 균형을 깨트리지 않고 바로 에너지로 활용된다. 그렇기 때문에 좋은 꿀을 먹으면 피로회복과 숙취제거에 아주 좋다. 위를 편안하게 해주고 특히 변비에 효과적이다.

또한 벌꿀은 장의 연동운동을 도와 정장작용을 하며, 비피두스균을 증식시키고 장 속 해로운 균들을 억제시킨다. 또한 벌꿀 속의 칼륨 성분은 체내의 콜레스테롤 및 혈관 속의 노폐물을 제거해주는 역할을 하여 피의 순환을 원활하게 해주고 혈액을 알칼리성으로 유지하여 내장의 활동을 활발하게 하는 작용이 있으므로 고혈압, 심장병, 변비 등에 좋다.

그밖에 각종 비타민류와 아연, 칼슘 등이 흡수되기 쉬운 상태로 함유되어 있어 피부미용에 좋다. 살균력이 뛰어나 질병에 대한 저항력과 항균력을 가진 비피두스균의 증식을 돕는 작용을 하므로 인체에 가장 악성인 이질이나 장티푸스균도 꿀 속에서는 몇 시간 생존하지 못한다. 이질이 걸린 환자에게 2~3일 동안 다른 음식물을 끊고 벌꿀만을 먹여도 금방 치료할 수 있다. 또 입안이 헐었거나 물집이 생겼을 때 꿀을 바르면서 먹으면 빨리 치료되기도 한다.

꿀은 추석 등 명절 때가 되면 상품으로 많이 출시된다. 이 시기가 되면 벌들이 다른 때보다 꿀을 많이 채취하기 때문일까? 물론 아니다. 특정한 시기에 꿀 상품이 많이 나오는 것을 보면 사양꿀이 포함되어 있을 확률이 높다. 사양꿀이란 벌들이 꽃에서 꿀을 채취하는 것이 아니라 양봉업자들이 제공하는 설탕을 벌집으로 날라서 만드는 꿀을 말하는데, 꿀이라기보다는 설탕에 가깝다. 물론 꿀벌들의 효소 등도 일부 섞이기는 하지만, 꽃에서 채취한 꿀과는 확연히 차이가 난다. 사양꿀이 함유된 꿀들은 아무래도 토종꿀에 비해 그 효능이 떨어질 수밖에 없다. 소비자들이 이런 사양꿀을 구별하기란 어려운 일이지만 방사성 동위원소를 이용하거나 전자코와 같은 기기를 이용하면 쉽게 꿀을 구분할 수 있다. 사양꿀이 몇 % 정도 첨가되었는지의 비율까지 밝혀낼 수 있으니 함부로 사양꿀을 진짜 꿀이라고 팔아서는 안 될 것이다.

꿀은 점도가 높아서 살균을 하기가 어렵다. 또 열이 제대로 전달되지 않는다. 이런 문제 때문에 간혹 '클로스트리디움 보툴리눔'과 같은 혐기성 세균이 꿀통 속에 번식하여 저장, 유통 과정에서 독소를 만들어 낼 수 있다. 이 독소는 흔히 보톡스라고 알려진 성분으로 충분히 살균이 되지 못한 통조림 등에서 발견되며, 매우 적은 양만으로도 인체에 매우 치명적인 독이다. 그런 이유로 인하여 미국에서는 유아들에게 꿀을 절대로 먹이지 말라는 권고를 하고 있다. 꿀 속의 독소는 체중에 따라 크게 영향을 미치는데, 성인들에게는 미미할 수는 있어도 유아들에게는 치명적일 수 있기 때문이다.

요즘 시중에는 '액상과당'이라는 물질이 많이 사용되고 있다. 액상과당은 고구마나 옥수수 등에 함유된 당을 잘게 분말화해서 효소를 사용하여 단맛이 증가된 과당으로 만든 것이다. 워낙 가격이 싸고, 설탕보다 달기 때문에 콜라 등 탄산음료 이외에도 여러 가공식품에 많이 쓰인다. 최근 액상과당은 식욕억제 호르몬인 랩틴의 분비를 억제하기 때문에 이 성분이 많이 함유된 음식을 먹으면 과식을 하는 경우가 많고 따라서 비만을 유발한다는 보고가 있다. 이렇게 만들어지다 보니, 과당의 화학적 성질 때문에 피 속에 과당이 많은 것은 포도당이 많은 것보다 더 몸에 좋지 않은 영향을 미칠 수 있다고 말하는 전문가도 있다. 그러므로 당뇨가 있다면 과당을 너무 많이 먹지 않는 것이 좋다.

올리고당은 포도당과 같은 단당류가 여러 개(3~10개) 결합된 것으로, 사람의 소화효소에 의해 분해되지 않고 대장에 있는 박테리아에 의해 분해된다. 이 박테리아는 우리 몸에 유익한 비피더스균과 같은 유산균들이며, 이들이 좋아하는 먹이 중 하나가 바로 올리고당이다. 따라서 올리고당을 섭취하면 좋은 균들이 많이 번식하게 되고, 장내 유익한 세균의 분포가 잘 이루어져 우리 몸을 건강하게 만들어 준다.

식초가 건강식품이라고?

식초는 신맛을 띠고 있으며 산성 물질을 가지고 있지만, 몸에서 분해되면 알칼리성으로 변해 성인병을 일으키는 산성 체질을 개선해 줄 수 있는 식품이다. 어떻게 신맛이 나는 식초가 알카리성식품이 될 수 있을까?

그것은 식품에 있어서 산, 알칼리성의 구분은 맛이 아니라 그 식품을 태워서 남는 재의 성분에 의해서 결정되기 때문이다. 즉, 식품을 태운 재의 성분 중에서 황, 인이 많은 식품이 산성식품이고, 칼슘, 칼륨, 나트륨, 마그네슘이 많은 식품은 알칼리성식품이다.

인체는 항상성을 가지고 있기 때문에 식품의 섭취로 체질이 변하는 것은 아니다. 그러나 과다한 산성식품의 섭취는 신체의 항상성을 파괴해 산성 체질을 만들기 쉽고, 우리 몸이 산성화 되면 자꾸만 피곤함을 느끼게 되는 것이다.

식초의 성분은 제작 과정에 따라 조금씩 다르다. 식초의 성분은 일정하지 않아서 유럽이나 외국에서도 산도로 규격을 관리할 뿐 객관적으로 구별하는 기준이 확립되어 있지는 않다.

식초의 종류

합성식초	발효에 의하지 않고 간단히 인공적으로 조합하여, 맛이 발효법에 의한 식초와 같게 만든 식초.
양조식초	발효과정을 통해 만들어진 식초.
과실식초, 곡물식초	과실이나 곡류를 발효시켜 알코올 발효, 식초 발효를 거쳐서 양조한 식초.
주정식초	주정과 당류 등의 원료를 혼합하여 알코올 발효 없이 바로 식초 발효시킨 액에 아미노산이나 당류를 첨가하여 만든 식초.

양조식초는 원료가 된 곡류나 과실류로부터 유래된 성분들이 함유되어 있는데 비하여, 주정식초는 주정과 당류를 발효한 후 인위적으로 아미노산 등과 같은 성분을 첨가하여 영양학적으로 그 차이를 최소화하려고 제조한 것이다. 상대적으로 양조식초에는 다양한 유기산이나 미네랄, 아미노산 등이 다양하게 포함되어 있고, 사과식초에는 사과산, 현미식초에는 라이신과 젖산 함량이 다른 식초들에 비하여 많이 함유되어 있다.

시중에서 우리가 쉽게 구입할 수 있는 쌀식초, 맥아식초, 포도식초, 사과식초, 감식초, 유자식초 등은 모두 천연발효식초로 쌀이나 맥아, 포도, 사과, 감, 유자 등을 발효시켜 만든 식초이다. 천연발효식초는 원료에서 유래

되는 성분들이 다양한데, 특히 미량 성분이지만 고유의 원료에서 야기되는 미네랄, 비타민, 유기산, 아미노산 등이 다양하게 들어가 있다. 이런 성분들의 전체적인 패턴을 비교하면 천연발효식초인지 주정식초인지 구분할 수 있다. 우리가 건강식품으로 많이 먹는 감식초는 산도가 3~4%, 포도주초는 6~8%로 산도에서 다소 높은 차이를 보이기도 한다.

이처럼 다양한 식초를 조리할 때 곁들이면 다음과 같은 도움을 얻을 수 있다.

첫째, 피로물질인 젖산을 빠르게 분해해서 피로감을 덜어준다. 젖산은 근육뿐만 아니라 뇌를 자극하여 몸의 상태를 불안정하게 만들어 주는 피로물질이다. 식초를 먹으면 에너지 대사 과정에서 식초에 함유된 초산이 젖산 분해를 유도하여 피로를 빠르게 회복시켜준다.

둘째, 경직된 근육을 유연하고 건강하게 해준다. 몸이 피로하면 피로물질인 젖산과 단백질이 결합하여 어깨 결림이나 근육통이 발생한다. 이것 역시 젖산이 축적되어 생긴 현상으로 젖산이 분해되면 근육 단백질의 경직된 상태를 완화시켜 유연하게 만들어 준다.

셋째, 신진대사를 활발하게 해서 체내의 노폐물 제거에 도움을 준다. 혈액이 탁해지거나 젖산이 혈관 조직과 결합하면 혈압이 높아질 수 있다. 식초에 함유된 유기산이나 아미노산은 체내 신진대사를 활발하게 하여 이러한 노폐물을 분해시키고 피를 맑게 해준다. 식초는 일단 체내에 들어가게 되면 알칼리성으로 바뀌어져 위와 장 속의 노폐물을 세척해 주는 역할을 하기 때문에 여러 가지 병의 원인을 제거해준다.

지금까지 식초의 효능에 대한 이러한 사실들을 밝혀낸 연구자들은 대부분 노벨상을 받았다. 1945년에는 음식물이 소화, 흡수되어 에너지를 발생시키는 원동력이 바로 식초의 초산 성분임을 최초로 발견하여 받았고, 1953년에는 식초를 마시면 2시간이 내에 피로가 가시고 탁한 소변도 맑아진다는 사실을 밝혀내서 수상했다. 또 1964년에는 식초의 주성분인 초산과 구연산, 단백질, 각종 비타민 및 미네랄 등이 합작해 스트레스를 해소하는 부신피질 호르몬을 만든다는 것을 밝혀내 상을 탄 바 있다. 이처럼 식초는 우리 건강에 매우 중요한 역할을 하는 식품이다.

우유는 정말 완전식품인가?

"우유는 완전식품이다."

"칼슘이 풍부한 우유는 뼈와 치아를 튼튼하게 해준다."

우리는 이처럼 우유가 몸에 좋은 식품이라고 귀에 못이 박히도록 들어왔다. 하지만 요즘에 와서야 밝혀지기 시작한 놀라운 사실! 알고 보면 우유는 알레르기를 일으키거나 설사, 철분 결핍성 빈혈, 아토피 피부염, 심장마비, 동맥경화를 불러오는 요인이기도 하다.

존스 홉킨스 의과대학 교수를 지낸 바 있는 프랭크 오스키 박사는 특히 유아의 질병에 관한 전문가로서 엄마 젖이 아닌 우유를 먹고 자란 유아의 질병과 돌연사에 관심을 갖고 수많은 연구 결과를 발표하였다. 오스키 박사는 환자 치료 과정에서 우유와 소아질병과의 상호관련성에 관심을 갖게 되었는데, 철분이 부족해 빈혈을 앓는 유아들이 늘어나는 원인을 밝히던 중 우유가 바로 범인라는 사실을 발견했다. 우유를 구성하는 단백질인 카세인에 존재하는 인 성분이 철분과 결합하려는 성질 때문에 철분의 흡수를 방해하여 몸에 철분 부족 현상이 나타난 것이다. 이후 그는 우유가 사람 몸에 정말 이로운지 해로운지 수많은 임상 사례와 연구 자료를 수집하면서 연구에 몰입했다. 그가 낸 『오래 살고 싶으면 우유 절대로 마시지 마라』라는 책이 바로 수년간 연구, 조사한 결과물이다.

왜 우유를 마시면 안 되는가! 이 책은 이러한 의문에 대해 우유의 부작용을 겪은 여러 사례를 증거로 내세우면서 현실감 있게 답을 제시하였다. 인체에 해가 될 수도 있는 우유의 여러 가지 성분들에 대한 반응 결과인 것이다.

예를 들면, 우유의 젖당(유당; Lactose)을 완벽하게 소화할 수 있는 사람은 전 세계 인류의 몇 %에 불과하다. 그나마 85%는 우유를 분해하여 체내에 흡수하도록 도와주는 효소인 락타아제가 체내에서 만들어지지 않는다. 한마디로 퇴화되어버린 기능이다. 이로 인해 소화가 되지 않아 설사를 유발하기도 하며, 경우에 따라서는 인체의 장에서 독소 역할을 함으로써 각종 질병을 불러온다. 내 지인이신 모 대학의 식품공학과 교수님도 우유관련 제품을 먹게 되면 반드시 락타아제라는 효소를 별도로 꼭 챙겨 먹는다. 그렇지 않으면 배탈이 나고 심하면 장출혈이 생긴다고 한다.

또한 우유에 풍부한 칼슘도 인 성분이 흡수를 방해하기 때문에 우유를 많이 마신다고 해서 뼈나 치아를 튼튼하게 해주지 않는다. 참고로, 하루에 필요한 칼슘 섭취량은 1g인데, 우유 한 잔에는 칼슘이 약 0.3g 포함되어 있다. 그리고 버터, 치즈, 크림 등의 유제품에는 동맥경화와 뇌졸중, 심장마비의 원인이 되는 콜레스테롤(LDL)이 많이 함유되어 있다.

이러한 문제들을 극복하기 위해 낙농업계는 우유의 성분을 조절한 탈지우유, 저지방 우유, 저유당 우유 등을 최근 들어 많이 생산하고 있다. 그러나 많은 의사들과 우유 전문가들은 우유가 아토피 피부염, 알레르기 등의 근본 원인이라는 걸 강조하고, 일상 음식에서 제외시킬 것을 강력히 권고하고 있다. 그에 따라 '우유는 소를 위한 젖'이라는 주장이 더욱 힘을 얻고 있다.

오스키 박사는 아기가 태어나 생후 1년 동안은 엄마 젖을 먹고 자라야 면역력이 생겨 각종 질병에 걸리지 않는다고 말한다. 반면 우유를 먹고 자란 아기는 생명을 위협하는 각종 문제에 시달릴 수도 있다고 한다. 가장 흔한 것이 설사, 경련, 알레르기, 빈혈 등이다. 또한 모유를 먹는 아이보다 우유를 먹는 아이가 돌연사할 확률이 훨씬 높다는 실험 결과가 나와 충격을 안겨주기도 했다.

이처럼 우유가 건강에 좋지 않다는 증거가 속속 밝혀지면서 의사들도 그 위험성을 경고하고 나서기 시작했다. 우유는 생존에 필요한 영양분을 제공해줄 수는 있어도 모유가 제공하는 항체와 면역력을 제공해주지는 않는다. 몸속에서 독으로 변할 수도 있는 우유를 우리 아기에게 아무렇지 않게 먹일 수 있겠는가?

오스키 박사는 그의 저서에서 객관적인 자료를 근거로 들어 우유가 각종 질병의 원인이라는 사실을 조목조목 설득력 있게 알리고 있다. 예를 들어

존스 홉킨스 의과대학에서 미국 초등학생들을 대상으로 유당 소화 능력을 시험한 결과, 백인 아이들의 18%, 흑인 아이들의 77%가 유당 소화 능력이 없었으며, 이런 아이들에게 우유를 마시게 했더니 85%가 방귀, 설사, 경련 등의 증상을 보였다.

또 다른 연구 결과에 의하면, 유당 분해 효소인 락타아제가 부족한 사람이 우유를 마시면 우유의 영양학적 혜택을 전혀 누릴 수 없을 뿐만 아니라 설사 때문에 단백질 결핍을 불러올 수 있다는 결과도 나왔다. 책에서 사례로 든 브라이언 고든이란 아이의 경우, 생후 6개월 되던 시기에 설사를 하고 손과 발이 붓더니 이내 배가 부풀어 오르는 증상으로 병원을 찾아온 케이스이다. 진단 결과, 철분 결핍성 빈혈이었고 철분 치료를 시작했으나 몇 달에 걸친 치료로도 증상이 나아지지 않았다. 큰 병원에 가서 다시 진찰한 결과, 브라이언의 병이 우유 단백질 때문이라는 것을 알게 되었고, 담당 의사는 브라이언에게 우유와 유제품을 먹이지 말라고 권유했다. 그래서 부모들은 우유와 유제품을 끊었고, 그러자 놀랍게도 브라이언은 4일 만에 완치되었다. 브라이언은 우유 단백질에 아주 민감한 반응을 보이는 체질이었던 것이다. 실제로 이러한 우유 알레르기증세를 보이는 유아들은 상당히 많다. 따라서 오스키 박사는 우유를 먹여 아기를 키우는 것이 매우 위험한 선택이라고 경고한다.

이 밖에 일상생활에서 겪을 수 있는 수많은 사례와 다양한 실험 결과를 통해 우유 부작용을 경고한 이 책은 궁극적으로 우유가 사람을 위한 음식이 아니라 '송아지를 위한 것'이라는 명쾌한 결론을 이끌어냈다.

물론 이런 경우가 모든 아이들에게 적용되지는 않는다 하더라도 아이들이 우유를 마시면 철분 결핍성 빈혈에 걸릴 수 있는 확률은 분명히 있다. 우유는 전 세계 대다수의 사람들에게 경련, 설사, 각종 알레르기를 일으키는 원인이며, 동맥경화와 심장마비를 일으키는 주범으로 지목된다. 의사들과 의학계에서는 이러한 우유의 잠재적 위험성을 지속적으로 경고하고 있다.

그리고 이런 위험성은 성인에게도 똑같이 존재하고 있다. 우유에 함유된 지방은 식물성 지방이 아닌 동물성 지방이어서 콜레스테롤이 많다. 이 콜레스테롤은 동맥경화, 뇌졸중, 심장마비의 주된 원인으로 밝혀진 지 오래다. 특히 버터, 치즈, 크림 등의 유제품은 콜레스테롤 덩어리이다. 이 성분은 결코 다이어트나 키가 크는 데 도움이 되지 않는다. 또한 우유를 날마다 먹는 20대 젊은 층을 조사한 결과, 거의 80%가 동맥경화의 초기증세가 있는 것으로 밝혀졌다. 많은 사람들이 이러한 사실을 알면서도 먹는 이유는 단순하다. 맛이 있기 때문이다. 또 먹고 싶은 욕망을 자꾸만 불러오기 때문이다.

우유 성분 중에서도 가장 문제가 되는 것이 우유 단백질이다. 신생아나 유아뿐만 아니라 성인의 절반 이상이 완전히 소화 분해되지 않는 우유 단백질 때문에 알레르기 반응을 나타내는 것으로 밝혀졌다. 특히 아기 때부터 우유를 마시면 알레르기 증상을 보일 가능성이 높다. 만약 단백질이 체내에서 빠져나가는 신장증이라는 병에 걸리면 복부에 체액이 차서 죽을 수도 있다는 사실이 콜로라도와 마이애미 대학연구소의 연구조사에 의해 알려진 바 있다.

세계보건기구(WHO)에서는 개발도상국에 유아 유동식 판매 금지 결의안을 통과시키고, 가능하면 모든 유아들에게 모유를 먹여야 한다고 권고했다. 미국소아과학회와 미국소아과협회, 소아과연구협회, 외래소아과학회에서도 유아에게 모유를 먹이는 것이 최상이라는 사실을 인정했다. 전미유제품평의회에서조차 우유가 유아에게 적합한 식품이 아니라는 사실을 공개적으로 시인했다. 이처럼 우유가 사람 몸에 좋지 않다는 사실이 여러 의학단체와 연구기관, 소비자단체에서 제기되었다.

상황이 이렇다 보니, 우유에 관한 찬반론은 과학 이상의 문제로 번지고 있다. 낙농협회는 우유 생산자들의 이익을 대변하여 우유가 완전식품임을 주장하고, 우유와 유제품 판매를 촉진한다. 따라서 우리는 이런 광고에 무조건 현혹될 것이 아니라, 식품에 얽혀 있는 진실을 알고 가장 적당한 권장량을 섭취하는 것이 중요하다. 우유가 기적의 완전식품은 아닐지라도 다양한 영양소를 얻을 수 있는 식품인 것은 사실이기 때문이다.

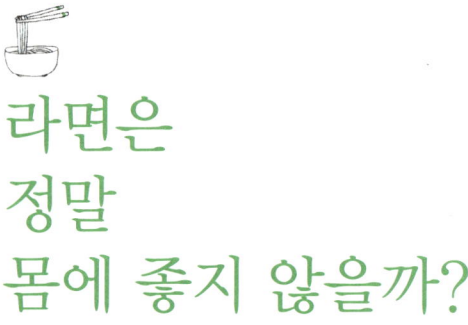
라면은 정말 몸에 좋지 않을까?

라면은 현대인들에게는 이미 없어서는 안 될 식품이다. 손쉽게 한 끼 식사로 먹을 수 있는 데다 가격도 싸고 종류도 다양한 즉석조리식품이기 때문이다.

라면은 면과 수프로 구성되어 있다. 면은 국수를 기름에 튀겨서 만든 것이고, 스프는 육류의 뼈를 삶아 맛 성분을 추출하여 건조한 뒤 분쇄하고 각종 조미료와 첨가물을 넣은 것이다. 만일 라면이 우리 몸에 해가 된다고 미리 가정하면 과연 무엇이 원인일까? 아마도 면을 튀기는 과정에서 사용된 기름이나 스프에 함유된 나트륨 함량이 문제가 아닐까 추론할 수 있을 것이다. 맞다. 면을 튀길 때 어떤 종류의 기름을 쓰느냐에 따라 우리 몸에 미치는 영향은 달라지는데, 일반적으로 포화지방인 동물성 기름을 사용하면 맛은 좋지만 우리 몸에 좋지 않은 포화지방들이 많이 축적되어 성인병을 유발할 수 있다. 반대로 식물성 기름을 주로 많이 활용한다면 맛은 조금 떨어지더라도 오히려 건강에는 바람직할 것이다.

또 다른 문제는 나트륨의 함량이다. 스프에 함유된 나트륨 외에도 면을 만들 때 한 번 더 첨가되기 때문에 김치와 함께 먹게 되면 나트륨을 과도하게 섭취할 가능성이 높다. 사람에 따라 라면의 국물을 좋아하는 사람도 있고 아닌 사람도 있지만, 국물을 모두 먹는다면 그 양은 감당할 수 없을만큼 많아지게 된다. 우리나라 사람들이 평소 하루에 섭취하는 나트륨의 양이 세계보건기구가 제시하는 기준치의 2배 이상이기 때문에 국물을 끝까지 마시는 것은 결코 바람직하지 않다.

라면을 먹을 때의 일반적인 식습관도 문제가 될 수 있다. 보통 라면을 먹는 사람들은 다양한 종류의 반찬을 섭취하지 않는다. 다양한 반찬을 섭취한다면 영양소의 공급이 원활히 이루어지겠지만, 쉽고 간단하게 즐기는 음식이다 보니 대부분 라면만을 먹게 되는 경우가 많다. 한 끼 식사를 대신하면서도 간식보다 더 간단하게 먹는 음식이 아니던가!

그러다보니 당연히 영양소 공급의 불균형이 이루어질 수밖에 없다. 이런 점을 제외하고 보면, 보통 라면 100g에는 422cal 내외의 열량이 들어 있다. 이중 탄수화물이 65g, 단백질 9g, 지방 14g 정도가 함유되어 있다. 보통 시판 중인 라면 1봉지의 중량이 100g 내외인 것을 감안하면 대충 이 정도의 영양가를 가지고 있다고 볼 수 있다. 일부 영양소가 부족한 것도 사실이지만, 그렇게 따지면 모든 음식이 마찬가지이다. 아무리 좋은 음식도 한 가지 종류만 먹는다면 부족한 영양소가 생길 수밖에 없기 때문이다.

이런 사실들을 종합해볼 때, '라면을 먹으면 건강에 나쁠까?'라는 질문에 대한 대답은 다음과 같이 할 수 있다. 라면만 섭취하고 다른 음식을 먹는 것을 소홀히 한다면 문제가 될 수도 있겠으나, 라면과 함께 다양한 반찬들을 섭취한다면 그리 문제가 되지 않을 것이다. 면을 튀긴 기름이 미심쩍다면 한 번 끓여낸 뒤 물을 따라버리고, 다시 깨끗한 물에 넣어 조리하면 된다. 스프의 경우 국물의 섭취를 최소화한다면 건강에 큰 위협이 되지는 않을 것이다. 아울러 라면을 끓일 때 파, 버섯, 새우, 달걀, 양파, 김, 피망, 유부, 고추 등 다양한 재료를 넣어서 조리하면 맛뿐만 아니라 영양 면에서도 우수한 식사가 될 수 있다.

특히 라면은 달걀과 음식 궁합이 아주 잘 맞는다. 달걀을 국물에 풀면 달걀 속 아미노산이나 영양소들이 국물 속으로 나오면서 맛이 구수해지고 담백해진다. 또 나트륨의 중화에도 도움이 되는데 달걀의 입자들이 나트륨을 감싸면서 위에서 바로 흡수되는 것을 방지하기 때문이다. 따라서 라면에 달걀을 풀면 짠 맛을 중화시키고 몸에 흡수되는 염분의 양도 최대한 감소시킬 수 있다.

참치를 어린아이들에게 많이 먹여도 될까?

현대인들이 가장 간단한 음식으로 선호하는 참치. 이러한 참치가 각광받는 또 다른 이유는 풍부한 단백질과 맛 이외에도 DHA 성분이 들어 있기 때문이다. 1970년대 초 덴마크연구팀(Dyergerg)은 매우 흥미로우면서도 독특한 사실을 발견했다. 고지방의 식생활을 하는 에스키모 인들에게 동맥경화나 뇌경색, 심근경색과 같은 순환기 계통의 발병률이 매우 낮다는 사실을 알게 된 것이다. 그때까지만 해도 이런 질병은 동물성 식품을 많이 섭취하는 서양인들에게서 흔하게 볼 수 있었기 때문에 연구팀은 그 원인을 찾기 위해 매달렸다. 그 결과, 에스키모 인들이 즐겨 먹는 동물성 식품 속에는 오메가-3 지방이라고 불리는 DHA 성분이 많이 함유되어 있으며, 이 성분이 심장질환의 발병률을 낮추는 효과가 있다는 것을 알게 되었다. 후에 이 성분이 두뇌발달이나 지능 활동에도 많은 도움을 주는 것으로 밝혀지면서 점점 더 많은 사람들이 DHA를 찾게 되었고, 식품을 가공하는 제조업자들에 의해 참치 통조림을 비롯하여 DHA가 강화된 우유나 요구르트 등의 제품이 나오기에 이르렀다. 최근에는 건강기능식품으로 많이 보급되고 있는 실정이다. 어떤 면에서는 DHA나 EPA가 현재까지 나온 건강기능식품들 중에서 가장 의약품에 가깝다는 생각이 든다.

DHA는 불포화도가 매우 높은 지방으로, 그냥 먹기에는 역겨울 정도로 비린내가 심하다. 따라서 전분이나 다른 물질로 코팅하여 제공함으로써 쉽게 먹을 수 있도록 만들었다. 그런데 문제가 되는 것은 참치라는 생선이 바다 생선의 먹이사슬 중 맨 윗부분에 자리 잡고 있어 수은을 비롯한 중금속의 오염 농도가 가장 높다는 사실이다. 따라서 미국에서는 유아에게 참치 통조림을 주지 말라고 권하고 있으며, 임산부에게도 태아를 위하여 참치보다는 연어를 먹으라고 권고하고 있다. 이것은 수은에 의한 중금속 오염 가능성을 사전에 예방하기 위한 조치이기도 하다. 더 나아가 기존 생선에서 추출한 DHA를 넣은 분유마저도 피하고, 식물성 해양 미세 조류나 해조류를 배양하여 추출한 DHA만 사용하는 것을 권고하고 있는 실정이다.

DHA는 뇌세포막을 구성하는데, 뇌세포 안과 밖으로의 신경 전달을 유연하게 하고 전달 속도를 빠르게 하여 머리가 잘 돌아가도록 한다. 또 눈의 망막 구성성분 중 가장 많은 것이 DHA임이 알려지면서 눈이 나쁜 사람들은 DHA를 먹는 것이 일반화 되었다. 최근에는 DHA가 심장, 고혈압 등에도 좋은 영향을 준다고 알려지기도 했는데 DHA는 육상에서 서식하는 동식물에는 거의 존재하지 않으며, 인체 내에서도 극히 소량만 만들어지기 때문에 대부분의 사람들에게는 항상 부족한 성분이기도 하다. 그런데 분유나 참치 등에서 발견되는 DHA 양은 아주 극소량으로 충분하지 못하다. 게다가 참치 등 생선의 기름에는 EPA가 들어 있다. 추출 과정에서 함께 들어오는 것인데, 성인에게는 EPA가 좋은 영향을 주지만 아이들의 성장을 저해한다는 연구가 있어 주의가 필요하다.

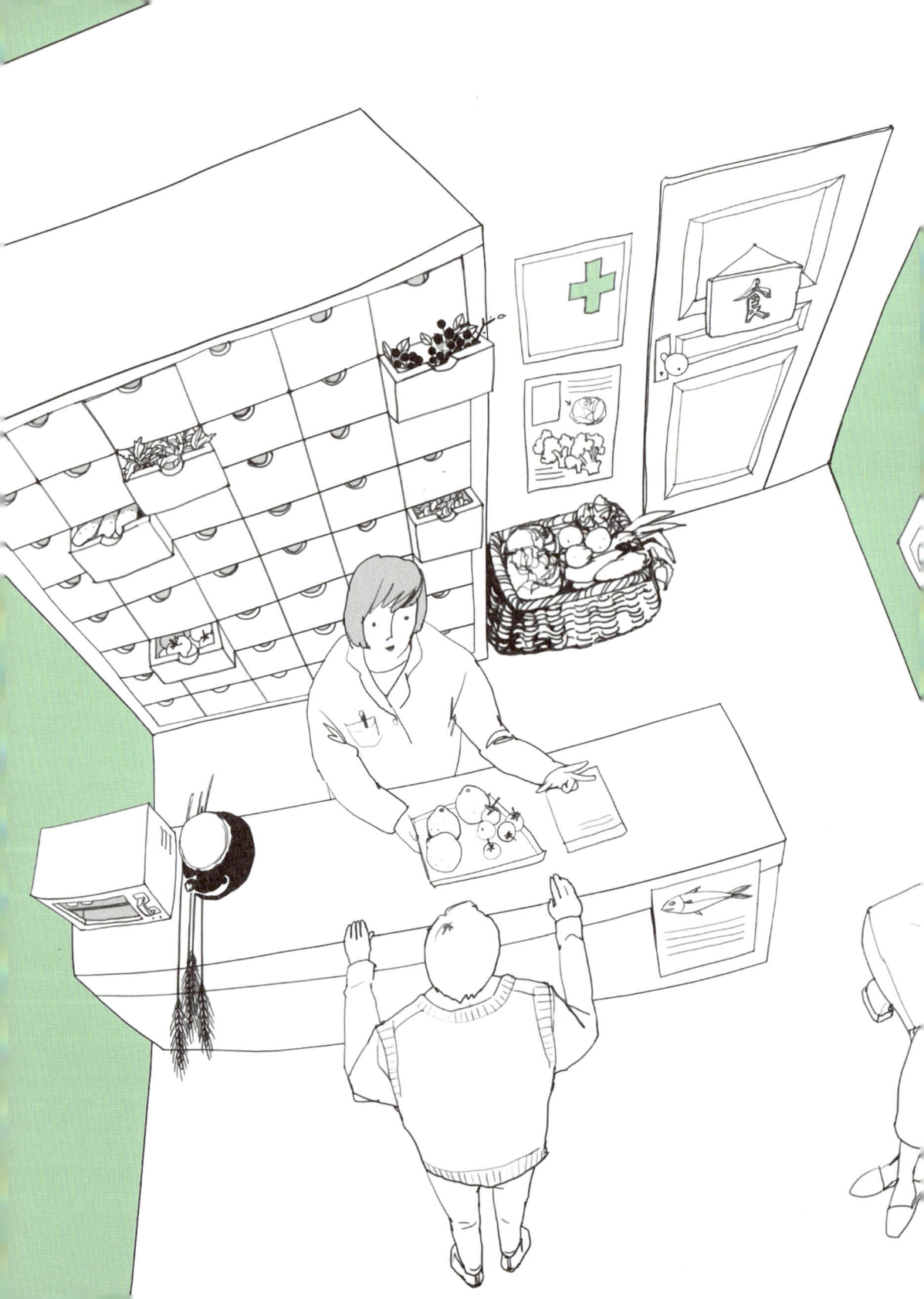

3

병을 몰아내는 음식 이야기

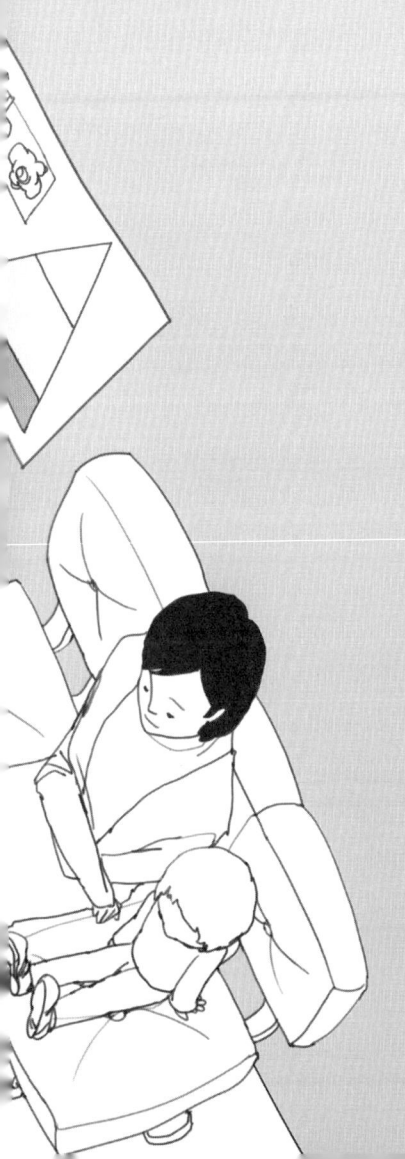

- 변비에는 무조건 채소가 최고일까?
- 암을 예방하는 항암식품
- 치매와 기억력에 도움이 되는 음식
- 짜게 먹으면 왜 혈압이 높아질까?
- 단 것을 많이 먹으면 정말 당뇨병에 걸릴까?
- 뼈를 약하게 만드는 음식
- 감기에 걸렸을 때 사과를 먹으면 안 된다?
- 노화를 막아주는 식품
- 눈이 피로할 때는 어떤 음식을 먹는 게 좋을까?
- 다이어트식품은 믿을만한가?
- 알레르기를 일으키는 식품에는 어떤 것들이 있을까?
- 비타민은 어떤 질병에 도움이 될까?

변비에는 무조건 채소가 최고일까?

변비는 변의 체류 시간이 너무 길어져서 만족스럽게 배변이 되지 않는 증상을 말한다. 변비에 걸리면 하루에 1~2회 배변을 하더라도 변의 양이 적고 대부분 장 안에 남아 있어서 식욕감퇴, 복부팽만, 두통을 수반한 불쾌감을 준다. 특히 육류를 많이 섭취하는 현대인의 식습관 때문에 요즘은 주변에서 변비에 걸린 사람들을 쉽게 찾을 수 있다.

육류는 체내의 소화기관에 머무르는 시간이 채소나 과일에 비하여 긴 편이다. 또한 채소나 과일을 많이 먹는 경우 다량 함유된 식이섬유가 변의 부피를 확충시켜주는 효과가 있어 배변활동이 원활하게 이루어진다.

그렇다면 변비에 걸렸을 때 식이섬유를 많이 섭취하면 간단히 해결되지 않을까? 물론 변비에 걸린 경우 변의 부피를 확대시키는 것이 중요하기 때문에 식이섬유가 효과적인 것은 사실이다. 식이섬유가 많이 함유되어 있는 것이 바로 채소나 과일이므로, 채소 섭취를 늘리면 변비로 고생하는 일은 줄어들 것이다.

그렇지만 식이섬유가 모든 변비 증상에 좋은 것은 아니다. 변비에는 대장의 운동이 저하되어 장 내용물이 오랫동안 체내에 머무는 이완성 변비도 있지만, 반대로 장이 과민하게 수축되어 있는 경련성 변비도 있기 때문이다. 이완성 변비의 경우에는 충분한 식이섬유와 수분의 섭취가 변비의 치료에 도움을 줄 수 있지만, 경련성 변비일 경우에는 반대로 식이섬유의 섭취를 줄이고 소화가 잘되는 부드러운 음식을 많이 먹는 것이 좋다.

위에 장애가 있거나 위에 관련된 질환을 가지고 있는 사람들에게도 식이섬유는 오히려 자극이 될 수 있다. 장벽이 예민한 상태에서 식이섬유를 먹으면 장 운동이 너무 과도해지기 때문이다. 소화불량이거나 체했을 때는 과일을 피하는 것이 바람직한데 바로 이러한 이유 때문이다.

변비가 심하여 힘을 줘도 잘 배설이 되지 않는 사람의 경우에는 변이 매우 단단하여 이동이 어려운 상태이기 때문에 식이섬유 중에서도 현미와 같은 통곡물이나 불용성 식이섬유는 피하는 편이 바람직하다. 식이섬유가 좋다고 무턱대고 많이 먹다보면 물에 잘 녹지 않는 불용성 식이섬유들이 장속의 수분을 흡수하여 이미 딱딱해진 변마저 더욱 단단하게 만들어 버린다. 심한 경우에는 대장으로 새로이 들어오는 음식물의 수분까지도 빼앗아 버리기 때문에 굳어버린 변을 더욱 악화시킨다. 장내에서 대변이 오랜 기간 동안 딱딱해진 상태로 있게 되면 만성변비를 초래할 수도 있으므로, 이런 경우에는 수분을 많이 섭취해서 가능한 한 변을 부드럽게 하는 것이 바람직하다. 따라서 과일이나 채소에 많은 수용성 식이섬유를 많이 먹는 것이 좋다. 다만 변비에 어떤 것이 좋다고 아무리 강조하여도 모든 사람에게 똑같이 적용이 될 수는 없다는 것을 알아야 한다.

가장 좋은 접근 방법은 각자의 변 상태와 자신이 먹은 음식간의 관계를 살펴보는 것이다. 어떤 음식을 섭취하였을 때 가장 부드럽고 편안하게 변을 보았는지를 알게 된다면 그 음식을 자주 섭취해주는 것이 좋다. 이런 접근 방법은 열 번 정도만 주의 깊게 관찰하면 손쉽게 파악할 수 있다. 결과만 빨리 얻으려고 하지 말고 파악해 나가는 과정의 노력도 가치 있는 일이다. 무엇보다 변비를 예방하기 위해서는 규칙적인 식사와 배변 습관을 들이는 것이 중요하다.

암을 예방하는 항암식품

오늘날 식품에 대한 관심들이 잦아지면서 암에 효과적인 식품에 대하여 사람들은 항암식품 또는 슈퍼푸드라는 말들을 많이 쓰는데, 그런 음식 중에는 놀랍게도 우리나라의 음식이 많이 포함되어 있다. 대표적인 것이 마늘이다. 미국의 국립암연구소가 전 세계 각국에서 암에 잘 걸리지 않는 사람들을 찾아 이들이 즐겨 먹는 음식 중 암에 효과가 좋다고 하는 식품 48가지를 추린 후, 5년이란 기간 동안 실험을 거쳐서 가장 우수한 효과가 있는 식품을 선정하였는데 그 중 하나가 바로 마늘이었다. 마늘 외에도 양파, 부추, 파 등도 항암 효과가 있는 식품에 속한다.

사실 이런 식품들을 먹다 보면 특이한 냄새가 난다. 이 특이한 냄새가 소위 말하는 황 냄새인데, 황을 함유하고 있는 이 성분들이 활성산소를 없애주는 역할을 한다. 암을 유발하는 주요 원인 중 하나인 활성산소는 종양이 성장하는 것을 도와주지만, 황 성분들은 이런 종양이 성장하지 못하도록 유도해 주는 역할을 한다.

양파에 함유된 퀘르세틴 성분은 암을 유발하는 단백질과 결합하여 더 이상 활동하지 못하도록 억제시켜주는 효과가 있어 암세포의 증식을 억제시켜준다는 연구 결과가 최근 서울대학교 이기원 교수에 의해 밝혀졌다. 이런 항암 효과는 마늘, 양파 이외에도 십자화과 채소들에서 많이 볼 수 있다.

브로콜리나 양배추, 케일, 콜리플라워와 같은 십자화과 식물에는 '글루코시놀레이트'라는 성분들이 함유되어 있다. 이런 성분들이 효소 작용에 의해 활성화되면 우리 몸에 유용한 성분으로 전환되어 항암 효과를 가져오기 때문에 이런 성분이 함유된 식품을 '항암성분의 보물창고'라고 부른다. 그러나 너무 높은 온도로 가열하여 조리하면 유용한 효소들이 죽고 말아 무용지물이 되고 만다.

당근에는 비타민 A를 만드는 원료인 '베타카로틴'이 많이 들어 있으며, 시금치에는 비타민 C 이외에도 엽산이 함유되어 있다. 이런 물질들이 모두 주요 발암억제물질인데, 이 물질들은 여러 채소류와 과실류, 곡류 등 식물성 식품에 많이 포함되어 있다. 특히 녹황색 채소를 많이 섭취하는 것이 암을 예방하는 데 도움이 된다. 이런 녹색 채소를 섭취하지 못하면 발암억제물질이 상대적으로 부족하여 암을 예방하는 효과가 떨어짐과 동시에 엽산의 부족으로 빈혈을 일으키거나 혈소판 감소 현상으로 인한 악성빈혈, 백혈병 등에 걸리게 될 확률이 높아진다.

토마토와 수박에는 '리코펜'이라는 성분이 들어 있는데, 전립선암에 상당히 좋은 효과가 있다고 알려져 있다. 콩으로 만든 두부, 두유, 연두부 등에는 생리활성물질인 파이토에스트로겐이 많이 들어 있어 남성 호르몬인 테스토스테론으로 인해 유발된 전립선암 발생을 줄이는 것으로 추정된다. 또 비타민 E가 많이 함유된 식품인 식물성 기름, 밀의 배아, 땅콩 등도 항산화제의 하나로 DNA 손상을 예방하며 지질이 과산화되는 작용을 막아 전립선암을 줄이는 역할을 한다.

쑥떡이나 쑥국을 만들어 먹을 때 이용되는 쑥에는 '씨네올'이라는 항균물질이 있어 대장균이 활동하지 못하게 만들어주며, 암세포의 증식을 억제시키는 '요모긴'이라는 물질이 있어 암이 더 이상 진전되지 못하게 도와준다. 옛말에 '7년 묵은 찌든 병은 3년 묵은 쑥으로 나을 수 있다'라는 말이 있을 만큼 효능이 대단한 약재이기도 하다.

다음 그림은 미국국립암연구소에서 제시한 항암음식에 대한 표이다. 위쪽부터 순서대로 항암 예방효과가 큰 음식 재료 순으로 나타냈는데, 그중 마늘이 가장 효과가 있으며 양배추, 대두, 생강, 녹황색 채소 등이 그 뒤를 이었다. 특히 마늘 특유의 냄새 때문에 먹는 것은 물론, 김치를 먹는 우리 한국인들이 가까이 가면 기피하던 서양 사람들도 최근 항암 효과를 보고는 생각을 바꾸어 많이 즐겨 먹고 있다. 각종 요리에 마늘이 들어가는 것은 물론 마늘빵처럼 버터와 함께 구운 빵을 좋아하게 되었다. 참으로 놀라운 변화 중 하나이다.

미국국립암연구소에서 제시한 항암음식 설계 프로그램

마늘,
양배추, 대두,
생강, 녹황색 채소
(당근, 샐러리, 부추, 풋고추)

양파, 차(홍차, 녹차), 토마토, 가지
감귤류(오렌지, 레몬, 자몽, 감귤, 유자)
도정이 덜 된 곡류(통밀, 마, 현미), 후추
십자화과 채소(브로콜리, 컬리플라워, 배추)

귀리(오트밀), 박하, 오르가노, 로즈마리, 오이, 감자
고구마, 견과류, 적포도, 카페, 보리, 딸기류

위의 식품들은 암을 예방함과 동시에 우리 몸에 이로운 작용을 하는 건강식품이기도 하다. 그러므로 녹황색 채소와 과일, 곡류 등을 균형 잡힌 식단으로 꾸준히 섭취하는 것이 중요하다. 또한, 위의 식품들을 챙겨먹는 것은 물론 암을 예방하는 생활습관을 기르는 일도 게을리 하지 말아야 한다. 암을 예방하기 위한 생활습관을 다시 한 번 정리하면 아래와 같다.

1. 매일 변화 있는 식생활을 통해 다양한 식품을 골고루 먹자.
2. 과식을 피하고 지방을 줄이자.
3. 술, 카페인 음료, 담배 등을 절제하자.
4. 녹황색 채소를 충분히 섭취하자.
5. 짜고 맵게 먹지 말자.

6. 타고 눌은 부분은 먹지 말고, 너무 뜨거운 것은 식혀 먹자.

7. 햇볕을 지나치게 쪼이지 않도록 하자.

8. 알맞은 양의 운동을 하고, 정상 체중을 유지하자.

9. 몸을 청결하게 유지하자.

10. 즐겁게 생활하여 마음의 스트레스를 없애자.

치매와 기억력에 도움이 되는 음식

인간의 평균 수명은 점차 늘고 있어 앞으로는 누구나 100세 이상까지 살 수 있을 것이라는 연구 결과가 발표된 바 있다. 그런데 중요한 것은 그저 오랫동안 수명을 연장하며 사는 게 아니라 어떤 상태로 사느냐가 아닐까? 노년기에 찾아오는 수많은 질병은 아직도 많은 사람들을 괴롭게 하고 있으며, 그중에서도 특히 치매는 본인뿐 아니라 주변의 가족들에게도 많은 피해와 걱정을 끼치는 심각한 질병이다. 치매는 현재 많은 의학 연구자들의 노력에 의해 조금씩 치료 가능성이 보이고 있지만 완치까지는 상당한 시간이 필요하다는 게 전문가들의 지배적인 의견이다. 그렇다면 약물 치료를 하지 않고 우리들이 먹는 음식을 통해 치매를 예방할 수 있는 방법은 없을까?

치매는 그 원인조차 아직 확실하게 밝혀지지 않았지만, 노인성 치매의 많은 부분은 뇌출혈이나 뇌경색 등 뇌혈관장해의 원인으로 일어난다. 노인성 치매 중에서도 가장 많은 '다발성경색 치매'는 뇌에 작은 경색이 많이 생겨 일어난다. 이 증상은 주로 뇌의 혈관이 막혀 있어 뇌 조직에 영양이 공급되지 못하면서 나타나는 것으로 알려져 있다. 그러므로 치매를 예방하거나 치료하기 위해서는 무엇보다 뇌혈관을 건강하게 유지하는 것이 중요하다.

그렇다면 어떤 음식을 섭취해야 치매를 예방하고 기억력 감퇴를 막을 수 있을까?

첫째, 소화되기 쉬운 양질의 단백질 식품을 섭취한다. 한 연구소가 치매환자에게 콩 추출물을 2년에 걸쳐 투여한 결과, 60세 치매환자의 기억력이 14년 정도 젊어진 것으로 나타났다. 콩 속에는 여러 영양소들이 많이 있지만 그중에서도 인지질 성분(포스파티딜세린)인 레시틴이 뇌세포의 막을 강화시켜줘 세포가 파괴되는 것을 막아 주는 것으로 나타났다. 미국에서는 이 성분을 치매 치료제로 이미 10여 년 전부터 사용하고 있다.

둘째, 생선의 지방으로 뇌혈전을 예방한다. '혈전(血栓)'은 동맥의 벽에 세포 부스러기, 지질(콜레스테롤과 지방산), 칼슘, 그리고 다양한 결합조직이 쌓여 커진 것을 의미한다. 혈전은 혈전성정맥염, 혈전성색전증 등을 유발할 수 있으며, 이런 병적 상태를 혈전증이라 한다. 생선 중 특히 다랑어나 방어, 고등어, 꽁치 등 등푸른 생선에 많이 포함된 불포화지방산인 DHA, EPA를 섭취하게 되면 혈관의 혈전 생성을 예방하고 동맥경화도 방지할 수 있다. 연어에도 뇌기능 저하를 막는 오메가-3 지방(DHA, EPA)이 많이 함유되어 있다. 이 오메가-3 지방은 뇌신경세포의 막을 유지하고 강화해 주며, 신경전달물질이 오가는 신경세포돌기 사이의 전해질 성분을 강화해 준다. 또 뇌혈류를 증가시켜 주는데 이렇게 되면 뇌세포에 영양분과 산소가 더 잘 전달되어 뇌기능이 저하되는 것을 막아주고 치매가 나타나는 속도를 완화해 줄 수 있다.

셋째, 채소의 비타민 C와 비타민 P로 노화의 진행을 억제한다. 채소에 함유된 이런 비타민은 노화를 방지하는 비타민이라고 할 수 있다. 또한 모세혈관을 튼튼하게 하는 작용도 있다. 비타민과 무기질은 기본적으로 우리 몸에서 조절 영양소로 쓰이기 때문에, 채소를 많이 먹는 것이 좋다.

넷째, 칼슘 섭취로 골다공증을 예방한다. 언뜻 보면 골다공증과 치매가 연관이 없어 보일 수 있다. 하지만 노쇠하거나 병들어 계속 누워 있는 노인의 70% 이상이 치매가 있었다는 연구 보고가 있다. 노쇠하거나 병들어 누워 있는 원인의 많은 부분이 골절과 골다공증이라고 하는데, 이것이 잘못하면 곧 치매로 연결될 수 있다는 사실이다. 그러므로 칼슘 섭취가 부족하지 않아야 한다.

다섯째, 뇌의 노화를 막는다. 뇌를 구성하는 뇌신경세포의 60%는 불포화지방산으로 이루어져 있는데, 이것은 호두에 특히 많다. 호두를 매일 지속적으로 먹으면 뇌세포의 활동력 저하 정도가 줄어들기 때문에 뇌신경세포의 파괴를 막아주는 동시에 뇌신경세포가 더 많은 가지를 내도록 도와준다. 또한 호두에는 비타민 E가 풍부한데, 이 성분도 역시 뇌신경세포간의 물질전달을 원활히 해줘 건망증 개선에 도움이 된다.

그밖에 녹조식물이나 사과, 양파 등도 치매를 예방하는 데 도움을 준다. 뇌기능을 떨어뜨리는 요인 중 하나가 뇌혈류 속에 있는 과산화지질인데, 이 과산화지질의 양을 감소시키면 뇌 혈액 속으로 영양분과 산소가 원활히 공급되어 뇌세포 파괴가 억제되고 뇌기능이 떨어지는 것을 막을 수 있다. 이 과산화지질을 감소시켜줄 수 있는 것이 클로렐라는 해조류인데 녹조식물, 녹색식물 잎에 가장 많이 들어 있다. 클로렐라 외에 조류와 동물의 알에도 있는 루테인이라는 성분이 이런 역할을 한다.

우리가 쉽게 먹을 수 있는 사과가 뇌세포 파괴 방지에 탁월한 효과가 있는 것은 사과 속에 퀘르세틴이라는 항산화물질이 뇌세포를 파괴시키는 가장 큰 원인 중 하나인 코르티졸을 크게 줄여주기 때문이다. 이 성분은 사과의 과육보다 껍질에 많고, 또 연두색 사과보다 붉은 사과에 더 많은 것으로 나타난다. 사과를 매일 하나씩 먹으면 그것보다 좋은 보약이 없다고 하는데, 유용한 기능성 성분이 많이 들어 있는 것은 아니지만 매일 편안히 먹을 수 있다는 장점 때문이다.

퀘르세틴이 많이 함유되어 있는 또 다른 식품이 양파이다. 양파 중에서도 겉껍질 부분에 많이 함유되어 있어서 껍질과 함께 섭취하거나 또는 껍질을 물에 끓여서 차로 마셔도 좋다. 이 성분은 열에 안정하여 끓이거나 기름에 조리를 하여도 적은 양밖에는 파괴되지 않는다. 이러한 과일이나 채소를 꾸준히 섭취하여 주면 두뇌활동이 정상적으로 이루어져 치매를 예방하는 데 도움이 될 것이다.

짜게 먹으면
왜 혈압이 높아질까?

어른들이 고혈압으로 고생하는 가정의 식사패턴을 잘 관찰해보면 음식이 대체로 짠 경우가 많다. 부모님으로부터 물려받은 음식스타일과 즐겨 먹는 음식이 거의 같기 때문에 자식들도 부모님이 좋아하시는 음식을 좋아하게 되고, 짜게 먹는 습관이 몸에 밸 수밖에 없다.

이처럼 짜게 음식을 섭취하면 음식 속의 나트륨 성분이 장에서 흡수되어 혈액 속으로 들어간다. 그러면 혈중 나트륨 농도가 높아지고, 너무 올라가면 몸은 이를 낮추기 위해, 다시 말하면 항상성을 유지하기 위해 움직인다. 이러한 원리를 충족시켜 주기 위하여 1차로 세포 속의 수분이 빠져나와 혈관 속으로 들어간다. 그만큼 혈관 속 수분의 양이 증가하게 되고, 따라서 혈관 벽이 받는 압력도 높아진다. 한편, 세포 속에서는 물이 빠져나간 만큼 보충해 달라는 신호를 뇌에 보낸다. 짜게 먹으면 물을 자꾸 들이켜려는 것은 바로 이 때문이다.

혈중 나트륨 농도를 낮추려는 시도는 콩팥에서도 일어난다. 콩팥은 혈액을 걸러 소변(물)을 밖으로 내보내는 기능을 한다. 그런데 혈중 나트륨 농도가 높아지면 소변으로 내보내야 할 물을 다시 몸 안으로 되돌려 보내라는 신호가 뇌에서 콩팥으로 전해진다. 이는 호르몬을 통해 이뤄지며, 이 호르몬은 소변을 만드는 것을 억제하고 물을 최대한 다시 흡수한다. 이처럼 다시 흡수된 물은 혈관으로 들어가 나트륨 농도를 낮추는 데 쓰이며, 혈관이 물로 가득 차면서 혈관 벽이 받는 압력도 점점 높아진다.

혈관 속 압력이 올라가면 심장은 온몸에 혈액을 골고루 보내기 위해 더 강한 힘으로 혈액을 뿜어준다. 심장의 펌프 압력이 더 높아지는 것이다. 평소보다 더 높은 압력을 제공해 주어야 하므로 소금을 많이 섭취하면 혈압이 올라가는 것이 바로 이런 이유 때문이다. 그밖에도 혈관을 딱딱하게 만들어 동맥경화증을 일으키는 것은 물론, 피떡이라고 불리는 혈전까지도 잘 생기게 한다고 하니, 너무 음식을 짜게 먹는 것은 피해야 한다.

많은 사람들이 음식을 먹을 때 간을 보고 소금이나 양념을 선택하기보다는 맛도 보지 않은 상태에서 일단 소금을 뿌리거나 더 첨가하는 경우가 있는데 이것은 잘못된 식습관이다. 음식이 싱겁다면 소금을 첨가할 수 있으나 싱겁지도 않은데 습관적으로 넣어서는 안 된다. 또 싱거운 음식이 있으면 소금으로 간을 맞추기 보다는 다른 음식들 중에서 짠 음식을 선택하여 입맛을 조절하는 것이 좋다.

단 것을 많이 먹으면 정말 당뇨병에 걸릴까?

탄수화물 중 식이섬유를 제외한 전분, 자당, 과당 등은 간에서 포도당으로 바뀌어 에너지를 만드는데, 이로 인해 우리는 성장과 발육을 한다. 그런데 체내 포도당이 필요 이상으로 증가하면 간장이나 근육 또는 지방세포 등에 저장되지 못하고 혈액 속에 남게 되어 정상인보다 높은 혈당이 되고 만다. 과다한 혈당은 조직을 그대로 통과하여 소변으로 배출되기도 하지만, 내장 기능에 이상이 생기면서 신체 각 조직에서 포도당이 부족하고 에너지가 부족하게 되는 이상 현상을 불러일으킬 수 있다. 포도당을 에너지원으로 이용하거나 저장하려면 인슐린이라는 호르몬이 필요한데, 인슐린이 부족하거나 세포가 그것을 충분히 이용할 수 없는 상태가 되면 섭취한 당분을 활용할 수 없게 되고 만다.

탄수화물을 너무 많이 섭취하여 정상적인 생리작용이 이루어지지 못하면 에너지원이 인체 조직에 제대로 전달이 되지 못하여 당뇨병이 생길 수 있다. 또 인슐린의 공급이 적당히 이루어져야 하는데 필요 이상의 탄수화물이 섭취되면 인슐린 공급의 한계점에 도달하여 체내에서는 더 이상의 인슐린을 만들어 내지 못하고 외부로부터 공급을 받아야만 정상적인 활동을 하는 상태가 되고 만다. 이렇게 췌장에서 인슐린의 분비가 잘 되지 않아 당을 흡수하지 못해도 당뇨병이 생긴다.

당뇨병은 그 종류에 따라 크게 선천성과 후천성으로 나누어 볼 수가 있다. 선천성 당뇨병의 경우는 지속적으로 인슐린을 공급해주어야만 하는 것으로 다른 치료 방법이 없다. 우리나라에서는 후천성 당뇨병이 많이 나타나는데, 이것은 인슐린의 분비가 제대로 이루어지지 못하거나 인슐린을 만들어 내기는 하는데 신체 곳곳에서 이용을 제대로 못하여 생기는 것이다. 전자는 유전과는 관계가 적으나 후자의 경우는 유전의 영향이 크다고 알려져 있다.

이처럼 단지 단 것을 많이 먹는다고 하여 당뇨병이 걸리는 것은 아니다. 췌장의 인슐린을 만들어 내는 기능에 이상이 생기어 발생하는 질병으로 단 음식과 직접적인 관련은 없다.

물론, 그렇다고 해서 단 음식을 많이 먹는 건 좋지 않은 식습관이다. 우리 인체는 감당할 수 있는 선을 넘어서면 그 시점에서 질병이 생겨난다. 특히 췌장이나 간에 문제가 있는 사람이라면 안 먹는 게 좋다. 최근 들어 당뇨는 문화병으로 취급되고 있으며, 식생활의 변화에 따라 소아 당뇨 환자도 증가하고 있는 추세이다.

혈당수치가 높은 상태에서는 당분 섭취를 가급적 삼가는 것이 바람직하다. 당뇨는 유전과 식생활 습관에서 비롯되므로 가급적 좋은 식품을 선택하고 운동을 꾸준히 해줘야 한다. 칼로리가 높은 초콜릿, 케이크, 비스킷 등 과자류, 아이스크림, 라면, 삼겹살, 베이컨 등 동물성 지방이 많이 함유된 식품, 튀긴 음식, 흰 쌀과 흰 밀가루, 햄, 소시지, 햄버거, 피자, 라면 등 인스턴트 식품류 등은 가급적 피하는 것이 당뇨 예방의 길이다.

당뇨 환자들에게 좋은 음식으로는 섭취한 식품이 바로 흡수될 수 있는 상태로 설탕이나 포도당과 같은 것을 첨가하여 만든 식품보다는 혈당치가 서서히 올라가는 것으로, 체내에 흡수되는 데 많은 시간이 소요되는 거친 곡식류가 좋다. 거친 곡식류의 씨눈에는 미네랄과, 칼로리가 없는 식이섬유질, 그리고 각종 효소들이 함유되어 있다. 현미, 흑미, 통밀, 통보리, 콩류, 옥수수, 메밀, 율무, 녹두, 좁쌀, 수수 등이 당뇨예방과 치료에 도움을 준다. 하지만 당뇨 환자의 경우 탄수화물의 섭취를 줄여야 하며 잡곡밥으로 소식을 하는 것이 바람직하다. 과일의 경우 당도가 높지 않은 과일이어야 하며, 한꺼번에 많이 먹는 것보다는 조금씩 자주 먹는 것이 좋다.

뼈를 약하게
만드는 음식

골다공증이란 뼈의 골밀도가 정상적이지 못하여 일어나는 병이다. 골다공증은 원래 나이가 많은 노인층 분들이 많이 걸리는데 요즘은 젊은 20대에서도 심심치 않게 나타나고 있다. 골다공증이 발생되는 이유는 한 마디로 뼈의 관리를 제대로 하지 못해서다. 뼈의 골밀도를 높이는 것은 단순히 칼슘이 많이 함유된 음식을 먹어서 해결되는 것이 아니라 적당한 운동과 함께 햇볕을 쪼이는 등의 행위가 충분히 이뤄져야 한다. 특히나 요즘 청소년들은 유난히도 운동량이 적다. 입시 경쟁은 물론 시간이 남아 운동을 할 수 있는 상황이라고 하더라도 운동보다는 컴퓨터나 게임 등을 즐기며 육체적인 활동을 하려 하지 않는다. 운동을 통해 근육을 만들고 그 근육 속에 칼슘을 저장할 수 있어야 뼈를 만드는 데에도 도움이 되는데, 근육을 만드는 일이 별로 중요하지 않은 것처럼 생활하고 있다.

햇빛이 나면 햇볕을 즐기며 뛰어놀고 해야 몸 안에서 비타민 D를 만들어 내게 되고, 이것이 결국 뼈를 만드는 데 도움이 된다. 이런 활동 자체를 크게 의미를 두지 않는다는 건 문제가 있다. 운동량이 부족한 가운데 성장하면 키가 커질지는 모르나, 골밀도가 충족되지 않아 아무리 젊은 나이더라도 골다공증과 같은 질병이 찾아올 수 있다.

골다공증은 평소에는 아무런 증상이 없다가 갑자기 뼈가 부서지면서 알게 된다. 골다공증이 발생하는 원인은 유전적인 요인도 있으나 선택하는 음식에 따라서 영향을 받을 수도 있고, 호르몬 관리와 적절한 운동이 뒤따르지 못해 일어날 수도 있다.

골다공증은 일반적으로 여성들에게 많이 나타난다. 폐경기가 지나면 호르몬 분비 시스템의 변화가 생기면서 갑자기 칼슘의 흡수율이 떨어지며 이로 인해 우울증에 빠지기도 한다. 최근 젊은 여성들이 난소 절제 수술을 받아 호르몬 분비가 제대로 이루어지지 못하는 경우가 있는데 이런 경우 칼슘의 흡수가 원활하게 이루어지지 못한다. 또 갑상선기능항진증이나 부갑상선기능항진증에 의해서도 골다공증이 유발되기도 한다. 앞서 언급하였듯이 비타민 D가 부족한 경우나 흡연이나 과도한 음주, 그리고 카페인의 섭취 등이 골다공증을 유발하는 원인이기도 하다. 여기에 탄산음료를 더욱 많이 먹게 된다면 이런 변화 속도가 더욱 가속화되는 결과를 초래하고 말 것이다.

많은 사람들이 칼슘제만 먹으면 골다공증이 해결된다고 생각하지만, 나이가 들면 칼슘의 흡수율이 급속히 떨어지고 약을 먹는다 하더라도 빠르게 회복되지 않는다. 따라서 칼슘이 풍부한 음식을 섭취하는 동시에 꾸준하게 운동해야 하고, 의사의 처방에 따라 약물치료 등을 병행해야 더 심해지는 것을 막을 수 있다. 규칙적인 운동과 식습관이 생활화되어야 하는 것이다. 또, 나이가 들면 모든 생리적 기능이 떨어지므로 미리미리 대비해두지 않으면 안 된다.

뼈를 약하게 만드는 음식은 탄산음료나 육류 등이 대표적이다. 탄산음료나 고기를 많이 섭취하면 소화, 분해되면서 인산 성분이 많아지는데, 그렇게 되면 몸이 산성화되면서 인산 성분이 혈액 속의 칼슘과 결합하게 되고, 점차적으로 혈액 속의 칼슘 농도가 낮아지면 뼈를 파괴시켜서라도 칼슘 농도를 유지하려고 노력하게 된다. 다시 말하면 혈액 속에 칼슘이 부족해지면 어떤 노력을 해서라도 이를 보충하기 위하여 백방으로 노력하지만 최후에는 부족해진 칼슘 농도를 채우기 위해 우리 자신의 뼈를 긁어내게 된다는 것이다.

아마도 뼈가 삭는다는 표현이 여기에서 나오지 않았을까 싶다. 뼈를 긁어서 만들어진 칼슘은 우리가 운동하는 데 필요한 에너지를 만드는 데 이용된다. 특히 젊은 사람들이 탄산음료를 많이 먹는 것을 조심하고 뼈 관리를 잘해야 하는 이유는 탄산음료에 함유된 인산성분이 체내 칼슘과 결합하여 몸 밖으로 배설되거나, 또는 칼슘을 체내에서 이용하지 못하게 결합하기 때문이다.

우리 몸에 필요한 칼슘의 공급이 제대로 이루어지지 못하면 파골세포가 작용하여 뼈를 일부 파괴하여 칼슘을 뽑아내어 대사활동에 이용하게 된다. 그러나 만일 칼슘 섭취가 충분하면 조골세포가 뼈를 구성하는 데 도움을 주어 골밀도를 높여주는 효과를 만들어 낸다. 이렇게 우리 몸 안에서는 칼슘의 농도에 따라 조골세포와 파골세포가 활발히 일어나 작용을 하는데, 탄산음료의 섭취는 바로 이 파골세포의 작용을 활성화시키므로 바람직하지 않다. 특히 한창 자라는 청소년들에게는 뼈를 구성해 나가는 것이 매우 중요한 시점인데, 오히려 반대로 파골세포의 활동을 도와주게 된다면 발육에 영향을 미칠 수도 있는 일이다. 자라는 청소년들에게 지나친 탄산음료의 섭취가 바람직하지 못한 이유가 바로 여기에 있다.

요즈음 젊은이들이 쓰는 유행어 중에 하나로 '얼짱', '몸짱'이란 표현이 있다. 하지만 이것보다 더 중요한 것이 '뼈짱'이다. 얼굴이 예쁜 것은 10년 정도 가지만, 뼈가 튼튼한 것은 50년 이상 간다. 당연히 얼굴보다도 더 신경을 써야 하는 것이 우리 몸을 구성하는 뼈대이다. 뼈를 신경쓰지 않다가 나이가 많이 들어 골절상이라도 입으면 회복이 늦고 정신적으로 충격을 받게 되어 심한 후유증에 시달릴 수가 있다.

그렇다면 뼈를 건강하게 하려면 어떤 음식을 먹어야 할까? 뼈를 구성하는 칼슘을 많이 섭취하면 탄산음료나 육류를 많이 먹어도 아무 문제가 없는 게 아닐까? 보통 뼈 관리를 잘 하려면 칼슘만 많이 먹으면 된다고 생각하는데 천만의 말씀이다. 아무리 건강한 사람들도 부족하기 쉬운 것이 칼슘이다. 칼슘은 우리 몸 안에서 흡수되는 비율이 매우 낮기 때문에 관심을 기울이면서 칼슘 섭취에 노력을 하지 않으면 모자라기 십상이다.

우리나라의 칼슘 권장량을 보면 대체로 하루에 700~800mg의 칼슘을 섭취하라고 권하고 있으며, 임산부의 경우는 1,000mg이나 된다. 최근 연구 보고에 의하면 골다공증을 예방하는 데에도 1,000mg의 칼슘이 필요하다고 한다. 이 양은 우유 약 1리터에 들어 있는 칼슘의 양과 같다. 100% 모두 흡수된다고 할 때의 양인 것을 고려하면 이보다 훨씬 더 많이 섭취해야 한다. 우유 이외에도 대두 및 대두제품, 멸치, 해조류, 녹황색 채소에 칼슘이 비교적 많이 포함되어 있다.

칼슘을 섭취할 때는 질 좋은 단백질과 비타민 D의 섭취에도 신경을 써야 한다. 단백질이 부족하면 칼슘이 장으로부터 흡수되기 어렵고, 비타민 D는 칼슘이나 인의 이용률을 높이기 때문이다. 비타민 D는 가다랑어, 정어리, 꽁치 등의 생선에 비교적 많이 포함되어 있다.

칼슘 부족을 극복하기 위해서는 음식도 싱겁게 먹어야 한다. 그러나 많은 경우, 칼슘이 부족하면 후각이나 미각 기능도 떨어지기 때문에 웬만한 자극으로는 만족하지 못하고 상당히 짜게 음식을 먹으려 하게 된다. 그러므로 의식적으로 싱겁게 먹으려는 노력이 필요하다. 음식의 선택뿐만 아니라 칼슘 섭취와 더불어 운동을 해주어야만 칼슘이 체내에 안착되어 뼈로 구성된다. 그러기 위해서는 햇볕도 가끔 쪼여야 하는데, 우리 몸이 햇볕을 받으면 영양 성분으로 흡수한 비타민 D가 석회화 과정을 통하여 뼈를 튼튼하게 만드는 것을 도와주기 때문이다.

운동량이 적은 여성들은 특히 햇볕에 노출되는 것을 꺼리는 경향이 많은

데, 이는 뼈 관리를 매우 잘못하고 있는 것이다. 피부가 거칠어지고 햇볕에 그을리는 것을 두려워하지 말고 일광욕을 즐길 줄도 알아야 한다. 햇볕에 노출되는 시간이 적은 극지방 사람들이나 겨울 내내 비가 계속되어 햇빛을 보기 어려운 지역에 사는 사람들에게 유난히도 우울증 환자가 많다는 사실을 참고한다면, 햇볕을 쪼이는 일이 육체적인 건강뿐만 아니라 정신 건강에도 매우 유익한 것임을 알 수 있다.

감기에 걸렸을 때 사과를 먹으면 안 된다?

"감기에 걸렸을 때 사과를 먹으면 안 된다"는 말이 있다. 과연 이 말은 과학적으로 근거가 있는 것일까?

우리 눈에는 보이지 않지만 공기 중에 떠다니며 감기를 일으키는 바이러스나 균주만 하더라도 약 1백여 종이 넘는 것으로 보고되어 있다. 감염성이 높은 감기는 잠복기로부터 심한 경우더라도 2~3주 정도 지나면 자연적으로 낫게 되는데, 경우에 따라 세균의 2차 감염으로 인해 폐렴, 급성기관지염, 중이염(中耳炎) 등의 합병증이 일어나기도 한다. 특히 겨울철에 감기가 많이 발생하는 것은 이 시기에 감기를 일으키는 특정 바이러스가 생존하기에 유리하기 때문이다. 낮은 실내온도는 바이러스가 살기 좋은 조건이며, 겨울에는 실내 공기의 환기가 잘 안 되기 때문에 감염의 기회를 증가시키기도 한다.

우리 몸이 정상적인 체온을 유지하고 기운이 차 있으면 온도의 급격한 변화도 어느 정도 극복할 수 있으나 과로하고 지치거나 추운 곳에서 오랫동안 노출되어 있으면 몸의 면역 체계가 제 기능을 발휘하지 못한다. 주변 온도가 내려가면 우리 몸을 따뜻하게 유지하기 위해 체온을 올리게 되는데 이 과정에서 머리는 점점 뜨거워지며 열이 나게 된다. 얼마 후 너무 체온이 올라가면 몸은 체온을 다시 떨어뜨리려 하게 되고, 이때 다시 추위를 느끼게 된다. 이런 경우를 '항상성'이란 말로 표현하는데 외부 환경 변화에 적응하려는 우리 몸의 노력이 일정 상태를 유지하려는 것을 말한다

바이러스의 감염으로 인한 감기의 근본적인 치료법은 현재까지는 없다. 감기에 걸리면 가장 유의해야 하는 것이 음식의 선택과 충분한 휴식이다. 감기에 걸리면 주로 비타민 C를 많이 섭취하기 위해 과일을 많이 먹는 것이 좋다고 말하는데, 비타민이 몸속의 신진대사와 호르몬 작용을 원활하게 도와 결국 우리 몸의 면역 체계를 활성화시키는 기능을 하기 때문이다. 대표적인 식품으로 배나 귤, 모과 등이 감기에 좋다고 알려진 음식들이다.

그렇다면 사과는 어떨까? 사과의 성분 중 중요한 것은 당분과 유기산과 펙틴이다. 당분은 10~15% 정도 함유되어 있는데, 대부분 과당과 포도당으로 흡수가 잘되는 당분들이다. 유기산은 0.5% 정도 함유되어 있으며 사과산, 구연산 등이 함유되어 있다. 이 산은 우리 몸 안에 쌓인 피로 물질을 제거하는 역할을 한다. 식초 등이 피로물질인 젖산을 분해시키거나 활력을

불어넣어 주는 것과 마찬가지이다. 그리고 펙틴은 1~1.5% 정도 함유되어 있는데 장의 운동을 자극하고, 또 유독성 물질의 흡수를 막고 장 안에서의 이상 발효도 방지해주기 때문에 변비에 좋다고 알려져 있다. 특히 사과에 비타민 C가 많다는 점을 고려하여 감기에 걸렸을 때 먹는다면 오히려 도움이 될 수 있는 음식이라고 볼 수 있다.

그렇다면 사과가 감기에 좋지 않다는 말은 낭설에 불과할까? 물론 그건 아니다. 다른 관점에서 보면 이와는 반대의 의견이 나올 수 있기 때문이다. 한의학에서는 음식에 찬 성질과 더운 성질이 있으며, 사람에 따라 어떤 음식이 효능이 있는지를 살펴서 선택을 해야 한다고 말한다. 무조건 음식의 효능을 이야기 하는 것이 아니라, 환자의 상태와 잘 맞는지를 보고 선택한 음식이 효능이 있는지 여부를 판단하라는 말이다. 그래서 한 가지의 식품이 동일하게 어떤 병에 좋다고 판단하거나 어떤 사람에게나 동일하게 좋은 음식이 있다고 말하지도 않는다. 또 병에 따라서 한 가지 음식이 독이 될 수도, 약이 될 수도 있다고 본다.

사과가 감기에 해로울 수도 있다고 말하는 이유는 사과의 성질 중에 '수렴성'이 있기 때문이다. '수렴성'은 몸의 수분을 몸 밖으로 배출하지 않고 간직하는 성질을 말한다. 감을 먹었을 때 입안이 떫게 느껴지는 성질이 바로 수렴성에 해당한다. 감기에 걸리면 몸에 열이 나고, 또 얼마 안 있으면 열이 너무 떨어지고, 다시 열이 나는 이런 작용이 반복되면서 우리 몸이 정상적인 체온으로 돌아오게 된다. 그런데 열이 발산하여 감기 기운을 밖으로 배출해야 하는 시점에 사과를 먹게 되면 '수렴성' 때문에 감기가 오래

갈 수 있어 '사과가 감기에 해가 될 수 있다'는 것이다.

감기에 대해서는 다양한 설들이 많다. 이런 이야기들 중에 무엇이 맞고 무엇이 틀린지는 아무도 확답할 수 없다. 그것은 아직까지 정확한 원인이 무엇인지 밝혀져 있지 않기 때문이다. 현대 의학이 아무리 발전했다고 해도 그에 알맞은 치료법을 찾아내기에는 여전히 부족한 것 중 하나가 감기이다.

감기에 걸리기 전에 감기 바이러스가 침투하지 못하도록 내 몸을 건강하게 유지하는 것이 무엇보다도 중요하다. 가끔 몸을 무리하게 사용하였을 때 작은 신호가 발생하면 만사를 제쳐두고 잠시 쉬는 것이 좋다. 특히 충분한 수면은 가장 효과적인 예비책이라 할 수 있다.

노화를
막아주는
식품

　우리 몸은 나이를 먹을수록 산성화된다. 노화가 되어 늙어간다고 하는 것도 결국 산화되는 반응의 하나이다. 이렇게 사람들이 노화되는 데는 먹고 있는 음식이 영향을 미치기도 한다. 바로 산성식품이 노화를 촉진하는 것이다.

　산성식품에는 대표적으로 쇠고기, 돼지고기, 닭고기, 생선, 달걀, 콩으로 만든 음식 등이 해당된다. 최근 몇 년 사이 여러 가지 사건에도 불구하고 고기의 소비량은 계속 늘어나고 있는데, 고기는 특히 많이 먹으면 몸에 황산, 인산 성분이 증가하게 되어 우리 몸이 산성화될 수 있다. 산성식품은 음식의 신맛과는 아무런 관련이 없다.

　고기류를 제외하고 밥, 국수, 빵, 떡, 라면, 케이크, 과자, 사탕 등 탄수화물이 함유된 음식과 모든 종류의 기름은 체내에서 분해되는 과정에서 물과 다량의 이산화탄소를 방출하게 된다. 체내에서 발생한 이산화탄소는 혈액 속에 녹아 탄산이 되어 폐까지 운반된 다음, 다시 폐에서 이산화탄소가 되어 몸 밖으로 나가게 된다. 이 과정에서 혈액 속에 녹아든 탄산은 유기산으로, 혈액을 산성으로 기울게 하는 원인이 되기 때문에 탄수화물과 지방이 많이 함유된 식품을 모두 산성식품이라고 한다.

이처럼 고기류, 탄수화물, 지방 등이 에너지로 전환되면서 우리 몸은 산성화된다. 몸이 산성화되면 쉽게 피곤해지고, 면역력이 떨어지는 악순환이 이어지게 된다. 따라서 이러한 현상을 막아주기 위해서는 알칼리성식품을 많이 섭취하는 것이 바람직하며, 노화를 억제시켜줄 수 있는 길이다. 노화를 억제시켜 주는 알칼리성식품 몇 가지를 예로 들면 다음과 같다.

1. 유자

밀감과 비슷하지만 껍질이 두껍고 단단한 과실로 오렌지, 밀감 등의 감귤류와 마찬가지로 비타민 C가 풍부한 알칼리성식품이다. 감미가 없고 귤보다 신맛이 강해서 유기산이 풍부하지만, 산이 많다고 산성식품이 아니라는 점을 유의해야 한다.

2. 미나리

철분, 구리, 아연의 함량이 높아 빈혈에 좋고 병에 대한 저항력을 길러주며, 칼슘과 칼륨을 많이 함유하고 있다. 이런 금속성분들이 많이 함유되어 있으면 많은 경우 알칼리성식품이다. 비타민 중에서는 비타민 A, 비타민 B1, 비타민 B2, 비타민 C 등이 풍부하다.

3. 감식초

비타민 C와 미네랄이 풍부한 감 100%만을 원료로 하여 발효시켜 만든 위생적인 알칼리성식품으로, 각종 유기산 및 아미노산이 함유된 품질이 우수한 제품이다. 감식초 역시 신맛을 내는 유기산이 풍부하지만 산성식품이 아니라 알칼리성식품이다.

4. 복숭아

달고 시며 성질은 따뜻하다. 주성분은 수분과 당분이며, 주석산, 사과산, 구연산 등의 유기산과 비타민 A, 알데히드류, 펙틴 등이 풍부하다. 과육에는 유리아미노산이 많이 들어 있는데, 특히 아스파라긴산이 많다. 복숭아는 알칼리성식품으로 면역력을 증강시켜주며 항암 효과가 있으며 또 니코틴 해독에 효과가 있다. 특히 펙틴 성분은 장 기능을 원활하게 하여 안색을 좋게 한다고 알려져 있다.

5. 돌미역

단백질, 비타민, 미네랄, 칼슘, 요오드 등의 영양소가 다양하게 함유되어 있으며, 이 또한 알칼리성식품 중에 하나이다.

6. 구기자

단백질, 지방, 탄수화물, 칼슘, 유기산, 비타민이 포함되어 있어 한방 약재로 이용되는데, 역시 대단히 좋은 알칼리성식품으로 알려져 있다.

과일이나 채소류 등은 불에 태우고 난 뒤 칼슘, 마그네슘, 칼륨, 나트륨 등과 같은 미네랄을 많이 함유하고 있어 알칼리성식품에 속한다고 보아야 하며 산성식품은 체내에서 황산, 인산, 염화수소(염산)를 생성하는 황, 인, 염소 등을 많이 가지는 것을 말한다. 산성식품, 알칼리성식품은 산성, 알칼리성을 표시하는 것은 아니고, 식품 100g를 연소시키고 남은 회분을 중화시키는데 이용한 산 혹은 알칼리의 양(ml)을 바탕으로 아래 표와 같이 산도와 알칼리도로 나타내어 비교할 수 있다.

식품의 산도와 알칼리도

식품	산도	식품	알칼리도
돼지고기	12	감자	10
쇠고기	12~13	고구마	6
잉어	18	당근	9
정어리	21	토마토	5
청어	16	둥근 파	0
달걀	16	양배추	23
노른자	35	상치	8
쌀	9	사과	3
굴	8	바나나	7
통밀	7	오렌지	5

한편, 알칼리성식품을 섭취하는 것 이외에 항산화성식품, 다시 말해 우리 몸의 조직이나 일부가 산화되는 현상을 억제시켜주거나 방지하는 효과가 있는 성분들이 포함된 식품을 먹는 것도 노화 방지에 도움이 된다. 코엔자임Q10이라든가 카테킨, 폴리페놀과 같은 항산화 물질, 비타민 C, 비타민 E, 베타-카로틴 등이 대표적인 것들이다. 이런 것들 외에도 복분자, 머루, 산딸기 등에 함유되어 있는 색소 성분인 안토시아닌 등도 항산화 성분 중에 하나이다.

브라질에서 흔하게 발견되는 가로수에서 열리는 열매 중 하나인 아사이 베리, 겨울철 습기가 많고 땅 위에 눈이 많은 폴란드에서 많이 생산되는 아로니아와 같은 외국산 과일 등에도 항산화성 성분이 탁월하게 많이 들어있다. 이런 항산화물질은 노화나 발암에 관여하는 활성산소의 작용을 막아 동맥경화를 억제하거나 뇌·심장혈관계 장애를 막아주고 노화나 발암이 발생하는 것을 막아주는 역할을 한다.

미국 뉴욕의 어느 병원에서는 입원하는 환자 모두에게 일단 코엔자임 Q10을 복용시킨다고 한다. 항산화성 효과가 좋을 뿐만 아니라, 거의 모든 질병에서 효과적인 역할을 하는 것으로 나타나고 있기 때문이다. 일반적으로 환자들에게 부족하다고 보는 항산화력을 강화시켜 질병 치료에 도움을 얻기 위한 전략들이다. 우리나라의 모 병원에서도 모든 환자들에게 일단 아로니아 과일 추출물을 매일 한 컵씩 복용하도록 하여 치료에 도움을 주고 있다.

단, 이런 항산화물질들이 우리 몸이 노화되는 것을 막아주는 효과가 있다고는 하나, 과다하게 섭취하면 종류에 따라서 인체에 유해한 상황을 초래할 수도 있으므로, 이러한 것들을 섭취할 때에는 매우 신중할 필요가 있다. 따라서 항산화 물질, 비타민 C, 비타민 E, 베타-카로틴 등이 균형 있게 함유된 과일이나 채소를 고루 섭취하는 것이 바람직하다.

눈이 피로할 때는 어떤 음식을 먹는 게 좋을까?

현대인들은 컴퓨터나 텔레비전, 스마트 폰, 태블릿 등의 전자기기에 둘러싸여 살고 있다. 그러다보니 눈 건강에 적신호가 켜지는 일이 점점 늘어나고 있는 실정이다. 어느날 갑자기 눈이 몹시 피로해지면 자신의 라이프 스타일을 점검하고, 식생활 역시 점검해야 한다.

눈의 피로가 심해지면 먼저 자신의 몸을 돌아볼 필요가 있다. 나이가 들어 노안이 온 것인지, 아니면 혈압이나 빈혈 등의 질병으로 인해 눈의 피로가 함께 오는 것인지, 위에서 말한 대로 전자기기의 과다 사용으로 인해 눈의 피로가 온 것인지를 알아야 한다. 우선적으로 눈의 피로를 불러오는 생활습관을 고쳐야 하기 때문이다.

그 다음이 식생활인데, 눈의 피로에 도움이 되는 영양소는 바로 '비타민'

이며, 그중에서도 비타민 A는 눈의 건강과 가장 밀접한 관련을 가지고 있는 비타민이다. 눈 점막의 세포분화에 없어서는 안 되는 영양소이기 때문이다. 비타민 A는 우유 등의 유제품, 당근이나 시금치 등의 녹황색 채소에 많이 함유되어 있다. 비타민 A는 우리 몸에 꼭 필요한 영양소이기는 하지만 너무 많이 섭취하면 몸 안에 축적되어 오히려 독으로 작용하기 때문에 조심해야 한다. 가능하면 음식 섭취를 다양하게 하여 보충하는 방법이 가장 바람직하다.

비타민 B1도 시신경과 관련이 있기 때문에, 모자라면 눈이 피로해진다. 돼지고기나 깨, 현미, 메밀 등에 함유되어 있으므로 이 음식들도 골고루 섭취하는 게 좋다.

비타민 B12가 결핍되면 각막염이 생길 수 있다. 비타민 B12는 식물이나 효모 이외의 생물에 널리 분포되어 있는데 특히 소의 간, 난황(계란 노른자위 같은 알 속의 영양물질), 고등어 같은 어육에 많이 함유되어 있다. 비타민 B12는 많은 동물의 정상 발육에 불가결하며 혈구의 생성, 장 상피세포의 성숙 등과 핵산이나 단백질의 합성을 비롯하여 지방질이나 탄수화물의 대사에도 관여하고 있다. 인간의 체내에서는 장내 균에 의해 합성되므로 일상적인 식사를 꾸준히 하는 경우 비타민 B12의 결핍증은 거의 나타나지 않는다. 다만 심한 다이어트를 한다거나 영양실조를 초래하는 경우 간혹 나타날 수 있다.

다이어트식품은 믿을만한가?

다이어트식품은 더러 효과를 보기도 하지만, 사실 믿기 어려운 제품들이 더 많다. 객관적인 근거를 바탕으로 이야기해야 하는데, 몇 가지 사례만으로 마치 대단한 효과가 있는 것처럼 과장하는 경우가 많기 때문이다. 광고를 보고 다이어트식품을 선택하는 소비자 입장에서는 제대로 된 다이어트식품을 선택하는 일이 정말 쉽지 않다.

다이어트는 비만인 사람들에게 꼭 필요하다. 비만은 당뇨나 고혈압, 심혈관계질환, 뇌혈관계질환, 관절염, 담낭질환, 암 등의 다른 질병을 수반하는 경우가 많기 때문이다. 정상 체중을 유지하는 건 건강의 기본이기 때문에 항상 유지를 해야 한다.

여기서 말하는 비만은 단순히 체중이 많이 나가는 것이 아니라 열량 섭취와 소비의 불균형으로 인해 체지방량이 과도하게 축적된 상태를 말한다. 일반적인 남성의 경우 8~15%, 여성의 경우 13~23%가 적절한 체지방량인데, 남성의 경우 25% 이상, 여성의 경우 33%를 초과하는 경우 비만으로 분류하고 있다.

모두 알고 있겠지만, 비만을 치료하는 데 가장 좋은 방법은 적당한 운동과 철저한 식사관리이다. 열량 섭취량을 감소시키고 소비량을 증가시켜야 하기 때문이다. 체지방 1kg은 약 7,700kcal가 축적된 것이라고 볼 수 있기 때문에, 체지방 1kg을 빼려면 그만큼의 열량 섭취를 줄여야 한다는 이야기가 된다. 하지만 한꺼번에 그 많은 양을 줄이면 건강에 이상 신호가 올 수 있으므로 적당히 나누어 섭취량을 줄여가는 것이 바람직하다.

다이어트식품의 대부분은 식이섬유를 섭취하여 저칼로리로 포만감을 유지시키거나 또는 설사를 유도하거나 이뇨 작용을 통하여 억지로 열량을 배출하도록 하는 경우가 많다. 배설이 중요할 수도 있지만 우리 몸에 유익한 성분마저 섭취하지 않은 채 굶거나 강제로 배설을 유도한다면 나중에는 탈이 나고 만다. 다이어트를 하더라도 몸에 유용한 성분의 섭취는 함께 이루어져야 한다. 이런 노력을 게을리 하면 진정한 의미의 다이어트 효과를 기대할 수 없다.

여러 가지 다이어트식품 중에도 가장 칼로리가 많은 지방이나 탄수화물의 섭취를 억제시킬 목적으로 제조된 식품들이 있다. 예를 들면 체내에서 소화되기 어려운 상태로 제조된 것인데 일반적인 소화효소들에 의하여 전혀 가수분해 되지 않는 변성전분이 바로 그것이다. 이 식품의 경우 소화, 흡수되지 않기 때문에 더 이상의 칼로리를 생산하지도 않거니와 체내에 축적될 염려가 없다. 이런 다이어트 식품들은 믿을만 하다고 본다. 물론 이런 식품들도 칼로리와 관계없는 비타민이나 무기질과 같은 성분들은 하루에 필요한 일정한 양만큼은 함유되어 있어야 한다는 점을 고려하기 바란다.

알레르기를 일으키는 식품에는 어떤 것들이 있을까?

우리는 간혹 여름철에 복숭아를 먹고 두드러기가 난다거나, 옻닭을 먹었더니 몸에 울긋불긋 반점이 생기면서 가려운 증상이 나타나는 사람들을 만나볼 수 있다. 이런 증상은 어떤 특정 식품에 의하여 면역계가 과민하게 반응하여 일어나는 이상 현상인데, 우리 몸의 면역계는 외부에서 균이 들어오거나 이물질이 침입하게 되면 이를 퇴치시키기 위하여 면역체계를 가동하여 대처를 한다. 이것은 자기 자신을 보호하겠다는 본능이다. 그런데 바이러스와 같은 균은 아니더라도 소화가 되지 않는 물질을 만나면 이 또한 바이러스들과 마찬가지 취급을 하여 대처하게 되는데, 이럴 때 나타나는 증상의 하나가 바로 알레르기(알러지)이다.

일반적으로 식품 알레르기는 성인보다는 어린이에게서 더 많이 나타나는데, 이는 아직 소화기관이 덜 발달하여 음식물을 완전히 소화하거나 흡수하지 못하고 고분자 물질의 형태로 섭취하기 때문이다. 보통 성인이 되면서 알레르기는 자연적으로 치유되지만, 때에 따라서는 평생 특정식품에 대하여 알레르기를 가지고 살기도 한다.

미국에서는 알레르기로 고생하는 어린이와 청소년들이 많은 까닭에 미국식품의약국(FDA)으로 하여금 식품제조업체들이 알레르기를 유발할 가능성이 높은 성분이 포함된 식품을 출시할 경우 반드시 겉포장에 명시하도록 했다. 또 한 발짝 더 나아가 식품업체들이 표기하는 영양성분 표시는 어려운 과학용어가 아니라 어린이가 접해도 쉽게 이해할 수 있는 언어로 표기하도록 하고 있다. 미국에서만 약 1,200만 명이 음식 알레르기로 고생하고 있으며, 이 중 3만 명 이상이 응급치료를 받는다. '음식 알레르기 과민증 네트워크(Food Allergy & Anaphylaxis Network)'라는 비영리단체에서는 수시로 통계자료를 산출하여 이에 대비한 예방책을 강구하며, 정부에 법적인 마련책을 요구하고 있다.

우리나라의 어린이들도 요즈음 면역력이 떨어지다 보니 알레르기로 고생하는 숫자가 차츰 늘어가는 추세이다. 하지만 모든 식품에 분명한 성분 표시가 제대로 부착될 때까지 많은 시간이 필요할 것으로 예상되는 바, 소비자 각자가 스스로 노력하지 않으면 안 된다. 또 이러한 표기 방식이 도입된다 하더라도 어떤 성분이 알레르기를 일으킬 가능성이 높은지 각자가 관심을 갖고 대처하지 않으면 안 된다.

알레르기를 유발시키는 대표적인 식품들로는 우유, 달걀, 땅콩, 견과류,

생선, 조개, 밀가루 음식 등이 있다. 이 식품들은 체내 효소에 의해 완전하게 가수분해가 되지 않는 경우가 많다. 예를 들면, 우유 속에 포함된 젖당은 많은 성인들의 소화 효소가 퇴화됨으로 인해 설사를 유발한다. 요구르트의 경우에는 미생물들이 발효하면서 내놓는 효소들에 의해 가수분해 되어 별 걱정이 없으나, 일반 우유의 경우 젖당(유당) 가수분해효소가 공급되지 않아 설사를 하는 것이다. 젖당 이외에도 소화되기 어려운 이황화결합의 단백질 성분이 있다. 이황화결합 성분은 두 개의 황 성분이 연결된 것으로 소화가 잘 안 된다. 이런 유사한 성분들이 소화를 방해하고, 또 소화되지 못하여 이물질로 잘못 인식되는 까닭에 알레르기를 일으키기도 한다. 어쨌든 알레르기를 피하는 가장 좋은 방법은 원인이 되는 식품을 섭취하지 않는 것이다. 그러므로 본인의 알레르기 반응을 파악하는 것이 최우선이다.

비타민은
어떤 질병에
도움이 될까?

비타민은 '우리 몸에 활력을 주는(vital) 아민(amine)성분'이라는 뜻의 단어이며, 우리가 살아가는 데 꼭 필요한 영양소 중 하나이다. 그런데 아직도 비타민이 우리 몸에 반드시 필요하다는 이유로 조금이라도 더 많이 섭취하는 것이 좋다고 생각하는 사람들이 있다. 과거 1950, 60년대만 하더라도 못 먹고 힘들었던 시절이라 비타민을 비롯한 각종 영양분이 무척 부족했었다. 머리에 부스럼이 나고, 손등이 터져 갈라지고, 콧물을 줄줄 흘리는 그 당시 초등학생의 모습을 떠올려보라. 이 모든 것이 영양소가 부족해서 나타나는 현상들이다. 가끔 북한의 어린이들이 먹을 것을 찾아 돌아다니는 모습을 보면 과거 우리들이 못 먹던 시절의 모습 그대로인 것을 발견한다. 이 시절 가장 좋은 선물이 비타민이었던 것이 기억난다. 그러나 요즈음 어린아이들에게서 이런 모습을 발견하기 어렵다. 그만큼 비타민을 비롯한 각종 영양소의 공급이 충분하다는 이야기이다. 물론 환자들이나 약을 복용하고 있는 노약자들에게는 여전히 비타민은 필수요소이다. 하지만 과거 어려웠던 기억이 남아 있는 사람들은 여전히 비타민을 상시 복용해야 한다고 믿고 또 그렇게 실천하기도 한다.

비타민에는 물을 좋아하는 수용성 비타민과 기름을 좋아하는 지용성 비타민이 있다. 비타민 B, C 등이 대표적인 수용성 비타민이며, 비타민 A, D, E 등이 지용성 비타민이다. 수용성 비타민은 우리 몸에 필요한 양보다 더 섭취를 하는 경우 남은 여분의 비타민들을 몸 바깥으로 배설한다. 그런데 지용성 비타민은 수용성 비타민과는 달리 필요한 양보다도 더 많이 섭취하게 되면 몸 밖으로 배설을 하지 않고 체내에 남아서 지방이 많이 있는 곳으로 모여 축적되고 만다. 문제는 여기서 발생이 된다. 축적된 지용성 비타민들은 더 이상 영양소가 아니라 독소로 작용하게 되어 심하면 죽음에까지 도달하게 만든다.

노르웨이의 극지탐험가이며 1911년에는 인류사상 최초로 남극점 도달에 성공했던 로알 아문센(Roald Amundsen)이라는 탐험가를 모두 기억하고 있을 것이다. 아문센은 원래 북극을 최초로 정복하고자 시도했다가 미국의 피어리가 이끄는 탐험대에게 선수를 뺏기고 남극에 다시 도전하여 최초로 성공한 사람이다. 후에 북극점도 탐험하여 남극과 북극을 동시에 정복한 최초의 사람이 되었다.

어느날 아문센 탐험대가 무사히 북극 탐험을 마쳤을 때, 유럽의 다른 탐험대가 북극 정복을 나섰다가 조난을 당했다는 소식이 들려왔다. 아문센 탐험대는 피곤과 위험을 무릅쓰고 조난된 사람들을 구하러 떠났다. 사람들은 모두 '아문센이 조난당한 사람들을 구해 올 것이다'라고 믿었지만, 어떻게 된 일인지 아문센 탐험대는 돌아오지 못했다. 후에 조사단이 파견되었는데 놀랍게도 아문센 일행들마저 모두 죽은 채 발견되었다. 더 놀라운 사실은 죽음의 원인이 비타민 A 중독으로 판명된 것이었다. 어떻게 이런 일이 일어날 수 있었을까?

탐험대가 북극을 향하면서 잡아먹을 수 있는 음식 중 하나가 바로 북극곰이다. 배고픈 상태에서 곰을 잡으면 추운 환경에서 조리를 하고 불을 지피고 할 시간이 없다. 그래서 바로 쉽게 먹을 수 있는 따뜻한 내장을 먹는데 그중에서도 가장 먹기가 좋고 맛있는 부위가 바로 간이다.

그런데 이 간에는 비타민 A가 아주 듬뿍 들어 있다. 앞에서 말했지만 비타민 A는 지용성 비타민으로 몸에 축적되고 더 나아가 중독된다. 곰 한 마리를 잡아먹었다고 중독될 정도는 아니지만, 지속적으로 자주 먹는다면 이야기가 달라진다. 아문센 일행은 극지방을 탐험하면서 곰을 계속해서 잡아먹어서 이미 그들의 몸 안에는 알게 모르게 비타민 A가 계속 축적이 되어 있었다. 그런데 또다시 조난자들을 구하러 가면서 곰을 잡아먹자 비타민 A가 어느 일정량을 넘어서게 되었고 결국 죽음에까지 이르게 된 것이다. 이런 일들은 한참 뒤에야 과학자들에 의해 밝혀진 사실이다. 비타민이라고 해서 다 좋은 것이라 생각하지 말고 필요 여부에 따라 알맞게 먹어야 함을 보여주는 좋은 사례이다.

수용성 비타민의 경우는 조금 다르지만, 역시 한꺼번에 많이 먹는 것은 좋지 않다. 왜냐하면 하루에 필요한 비타민 C는 아침에만 필요한 것이 아니라 점심에도 필요하고 저녁에도 필요하고 또 늦은 밤에도 필요하기 때문이다. 아침에 하루에 필요한 양을 모두 다 먹게 되면 적정량 이상은 이내 몸 밖으로 배설이 되기 때문에, 점심때나 저녁에 필요한 양은 공급이 되지 못하여 부족한 현상을 나타낼 수도 있다. 따라서 적은 양으로 나누어 조금씩 섭취하는 것이 오히려 낫다. 이처럼 아무리 우리 몸에 좋은 성분들이라도 지나치게 많이 섭취하면 오히려 해를 가져올 수 있으니 적당히 먹어야 한다.

비타민은 사람에게 꼭 필요하지만 사람의 체내에서 스스로 만들 수가 없기 때문에 음식으로 반드시 섭취해야만 한다는 증거가 여러 질병을 통해서 확인이 되었다. 비타민을 섭취하지 못하였거나 섭취하였다 해도 섭취량이 부족한 경우 생기는 질병이나 증상으로는 다음과 같은 것들이 있다.

- **비타민 C**
  괴혈병으로 모세혈관이 약해져서 잇몸에서 쉽게 출혈이 일어나고, 상처의 치유가 지연된다. 콜라겐 생성이 지장을 받으며, 면역력이 약해지고 쉽게 피로하며 신경과민증에 걸린다.

- **비타민 A**
  야맹증으로부터 시작하여 결핍이 더욱 진전되면 눈의 각막상피세포가 침해되고 이어 각막이 건조해져서 비늘 모양으로 변성되면서 궤양이 생기고 실명에 이르기까지

한다. 피부나 점막 등 상피조직에 이상이 생겨 피부염이나 설사 등의 증상을 보이기도 한다.

- **비타민 D**
  젖먹이를 포함한 어린이가 걸리는 구루병이 있어서 등뼈나 다리뼈가 X, O자로 굽어져, 하체가 상체를 지탱하기 어렵게 된다. 두개골, 늑골, 흉골 등도 크게 변형된 모습을 보인다. 치아를 보호하는 치아 외면에 에나멜질이 소실되고 잇몸이 약해지고 충치에 걸리기 쉽다. 특히 노인이나 폐경기가 지난 여성들의 경우 골연화증, 골다공증에 걸리기 쉽고 근력이 떨어져서 삶에 대한 무력감을 느끼게 된다.

- **비타민 E**
  여성의 경우 불임이 되거나 유산하기 쉽고, 용혈성 빈혈이 나타난다. 동맥경화나 암 등의 질병에 걸릴 위험성이 높아지고 지방질의 흡수가 장해를 받아 이에 따른 신경장애현상이 나타나 갱년기장애가 빨리 나타난다. 혈액 순환이 나빠지고 특히 여성에 있어서는 냉증이 생기고 피부에 버짐이 생기기 쉽다.

- **비타민 K**
  매우 드물게 나타나지만 결핍이 심하면 피가 잘 응고가 되지 않는다. 생후 3주~2개월된 유아의 경우 머릿속에 내출혈이 생겨 구토나 경련을 일으키기도 하며 코피가 이유 없이 자주 나오기도 한다.

- **티아민(비타민 B1)**
  다발성신경염으로 각기병을 일으킨다. 식욕이 감퇴되고 체중이 감소하며 전신이 나른해지고 사지의 지각 장해를 일으킨다. 근육의 무력증과 신경과민증상을 보인다.

- **리보플라빈(비타민 B2)**
  입 가장자리에 설염, 구순염, 구각염이 나타나며, 눈의 경우 작은 빛에도 눈이 부셔서 빨리 피로해지고 가렵고 아프다. 피부는 햇빛에 과민하게 반응하며 지루성 피부염을 보인다. 이외에도 우울증, 히스테리 현상, 피로, 빈혈 증세가 나타난다.

- **나이아신(니아신)**
  펠라그라 현상이 나타나는데 피부염이 생기고, 설사를 하며, 치매증세를 보인다.

- **비타민 B6**
  중추신경의 이상으로 흥분하여 경련발작을 일으킨다.

- **판토텐산**
  다리에 쥐가 난다든지 저려서 통증이 심한 현상을 보인다.

- **엽산**
  핵산이나 단백질의 합성이 잘 되지 않아 세포의 증식이 정체되어 대사활동이 신속한 적혈구와 입, 혀, 위장 등 점막의 세포가 특히 영향을 받는다. 임산부나 수유 중에 엽산이 부족하면 태아의 뇌신경에 장해가 오고 영아의 발육부진을 가져온다. 식욕부진과 소화불량, 위 점막의 장해, 구내염, 우울증, 불면증을 보인다.

- **비타민 B12**
  악성빈혈, 위산의 분비 저하, 위 점막의 위축, 만성적 설사 등의 증세를 보인다.

- **비오틴**
  나른하고 피로감을 느끼며 얼굴이 창백해지고 기운이 없으며 근육에 통증을 느낀다. 식욕이 부진하고, 구토감, 설사를 자주 하게 된다. 아울러 피부에 나타나는 증상으로 눈꺼풀 주위에 탈모가 생기며 흰머리가 난다. 항상 우울하고 무기력하며 숙면이 되지 않으면서도 자주 졸려워 한다.

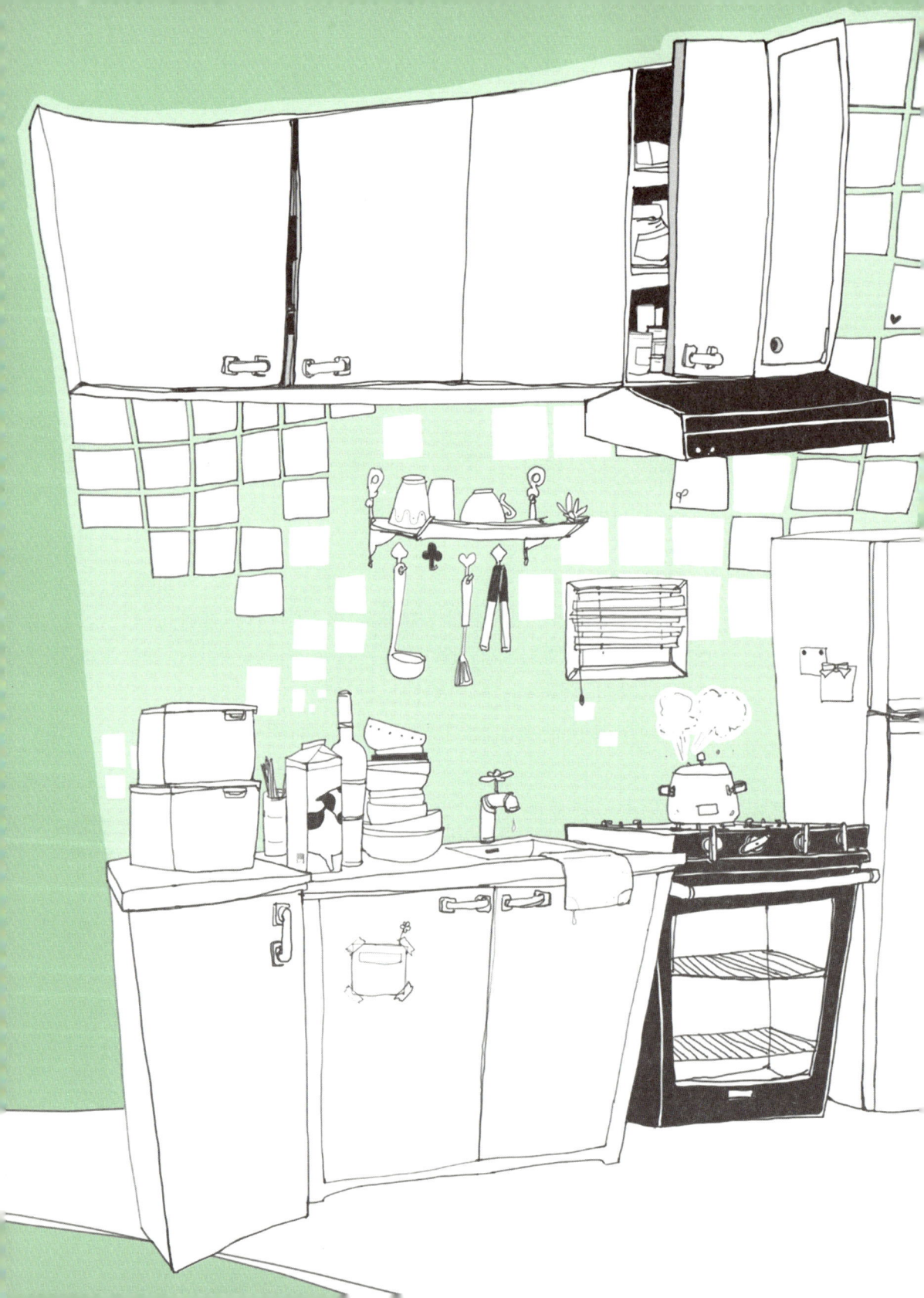

4

식품에 관련된
상식 이야기

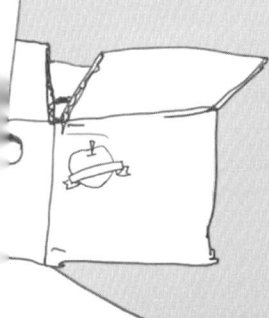

- 세계 10대 장수식품
- 유통기한이 가지는 의미는 무엇일까?
- 식품별 보관 요령
- 플라스틱 용기는 정말 몸에 해로울까?
- 식품첨가물은 절대로 넣어서는 안 되는 것일까?
- 식품 가공 과정에 사용하는 방사선은 위험하지 않을까?
- 식품의 색깔이 건강과 관계가 있을까?
- 채식주의자들은 육류를 섭취하지 않아도 건강에 이상이 없을까?
- 궁합이 맞는 음식, 맞지 않는 음식

세계 10대 장수식품

각 나라마다 장수하는 마을이 있고 이곳에서 즐겨 먹는 음식들은 각자 나름대로 의미가 있다. 타임지가 오랜 시간에 걸쳐 조사하고 선정한 세계 10대 장수식품은 다음과 같다.

- **1. 토마토**
  붉은색을 내는 리코펜이 전립선암을 비롯한 각종 암 발생 위험을 줄인다. 비타민 C도 풍부하여 감기바이러스와 스트레스에 대한 저항력을 높여준다. 다른 과일에 비해 칼로리도 낮아 다이어트는 물론 당뇨병 환자에게도 추천할 수 있다.

- **2. 시금치**
  칼슘과 철분이 풍부해 성장기 어린이들의 발육과 영양에 좋다. 비타민 A가 풍부하여 야맹증을 예방한다. 시금치나물 한 접시의 열량이 40Cal로 살찔 저칼로리 식품이다.

- ### 3. 마늘
  마늘에 들어 있는 알리인, 스코르진, 알리신 등의 성분은 항세균 화학물질로 식중독 등 다양한 질병을 일으키는 미생물에 대한 항균효과가 있다. 또한, 혈액 중 콜레스테롤을 낮춰주고 혈액순환을 원활하게 해서 심혈관질환에도 이로운 식품이다. 따라서 육류나 회를 먹을 때 마늘과 같이 먹는 우리의 음식습관은 아주 바람직하다고 할 수 있다.

- ### 4. 녹차
  주성분인 카테킨을 비롯한 폴리페놀 성분이 발암물질과 결합하여 활성을 억제함으로써 항암 효과를 가진다. 녹차를 마시면 2시간 이내에 혈관의 내피세포의 기능이 호전되어 혈관이 확장되며 협심증을 줄여준다. 차의 쓴맛과 떫은 맛 성분은 위장 점막을 보호하고 위장운동을 활발하게 해주며, 녹차를 많이 마시는 지역에서는 위암 발생률이 낮은 것으로 나타났다.

- ### 5. 레드 와인
  포도껍질의 자주색 색소가 강력한 항암 작용을 하는 것으로 밝혀졌다. 와인의 떫은 맛을 내는 성분인 타닌 및 폴리페놀 성분인 레스베라트롤은 몸에 유익한 콜레스테롤(HDL)을 활성화시켜 동맥경화를 예방한다.

- ### 6. 견과류
  땅콩, 호두, 잣 등 견과류에 들어 있는 리놀렌산과 같은 불포화지방산은 동맥경화를 일으키는 몸에 나쁜 콜레스테롤(LDL)을 낮춰준다. 또한 엘라직산은 암의 진행과 촉진을 방해하며 피부 노화를 억제한다. 비타민 E도 풍부하여 노화억제 및 항암 효과가 있다. 일주일에 2~4회 이상 먹어야 효과가 있는데, 땅콩 25알 정도를 먹으면 된다.

- ### 7. 연어(고등어)

다량 함유된 오메가-3 지방산이 혈중콜레스테롤을 낮추고 동맥경화를 예방한다. 또한, 루푸스나 류마티스관절염 같은 자가 면역 질환을 일으키는 물질의 생성을 막아준다. 고등어는 오메가-3 지방산인 DHA 함유량이 100g당 1.8g으로 0.8g 함유된 연어의 2배나 많이 함유되어 있다. 이외에도 방어나 참돔도 1.8g, 장어나 다랑어가 1.5g씩 함유되어 있으며 꽁치, 삼치, 정어리가 각각 1.4, 1.2, 1.1g씩 함유되어 있다. DHA는 기억 및 학습능력 유지 효과가 있는 것으로 알려져 수험생들에게 특히 도움을 줄 수 있다. 또한 노인성 치매에도 효과가 있는 것으로 알려져 있다.

- ### 8. 블루베리(가지)

보라색을 내는 안토시아닌계 색소가 동맥 경화를 예방하여 심장병 및 뇌졸중을 막아준다. 또한 바이러스 및 세균을 죽이는 효과도 있다. 가지의 보라색도 이와 같은 효과를 가지고 있어 블루베리 대체식품으로 이용할 수 있다.

- ### 9. 브로콜리(양배추)

슬포라판, 인돌 등의 화학물이 유방암, 대장암, 위암 같은 암 발생 억제효과가 있으며 섬유질, 비타민 C, 베타카로틴이 풍부하다. 양배추도 브로콜리와 같은 효과를 나타내어 대체식품으로 이용할 수 있다.

- ### 10. 귀리(보리)

베타글루칸이라는 수용성 식이 섬유소가 해로운 콜레스테롤을 제거한다. 또한 포만감을 느끼게 해 과식을 방지함으로써 다이어트 효과가 있다. 나트륨에 대한 길항작용을 갖고 있는 칼륨이 풍부해 나트륨의 흡수를 방해, 억제하여 고혈압 및 심장병에 효과가 있다. 보리도 귀리와 같은 효과를 나타내어 대체식품으로 이용할 수 있다. 특히 보리에 있는 수용성 식이 섬유소는 섭취한 포도당 및 지방성분의 흡수를 늦추어 식후 혈당 상승 및 콜레스테롤의 상승을 억제한다.

유통기한이 가지는 의미는 무엇일까?

유통기한이란 소비자가 안전한 상태로 또는 맛이 이상하지 않은 상태로 먹을 수 있는 시점까지의 기간을 말한다.

"언제까지 드세요."
"언제까지 먹으면 맛이 좋은 상태가 유지됩니다."
"언제까지 구입하세요."

이러한 유통기간을 정할 때 식중독균의 오염이 일어날 가능성이 적은 라면이나 커피, 차, 건빵, 과자류 등의 경우에는 맛의 변화가 일어나는 시점을 대상으로 유통기한을 설정한다. 반면, 우유나 김밥처럼 쉽게 상할 염려가 있고 미생물들이 발생하기 좋은 식품들은 식중독균이나 병원성 미생물이 위험한 수준으로 도달하는 시간을 기준으로 유통기한을 설정한다. 따라서 유통기한은 목적과 품목에 따라 다르게 선택, 적용되는 것이다.

이렇게 정해진 유통기한을 대다수 사람들은 먹을 수 있는 한계치로 생각하고 있지만, 사실은 그렇지 않다. 아래 그림에서 보는 바와 같이 품질한계를 넘어서 안전한계까지 가야 비로소 먹기에 부적당한 부패 내지 상한 상태의 음식물이 된다. 즉, 일반적으로 유통기한은 매우 안전한 품질한계점보다도 더 짧게 선정하여 안전성에 확신을 심어주고 있다.

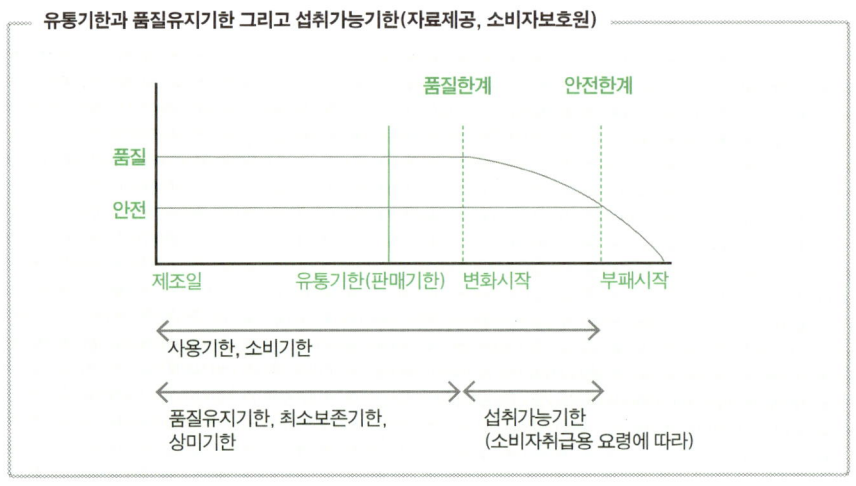

쉽게 상하는 음식인 김밥의 경우를 보자. 대표적인 재료인 김은 살균을 하지 않은 상태로 열처리 과정 없이 건조를 하기 때문에 공기 중의 미생물 오염 가능성이 높은 재료 중에 하나이다. 김 이외의 다른 김밥 재료를 청결

하게 만들어 준비했다고 하더라도 김 하나가 오염이 되었다고 가정한다면 전체가 오염된 식품이 되고 만다. 문제는 대장균과 같이 우리에게 해를 끼치는 미생물의 수가 얼마큼 빨리 번식하느냐에 달려 있다.

사실 엄밀히 말하자면 우리 주변에 있는 거의 대부분의 음식물들은 아주 적은 숫자더라도 미생물에 의해 오염되어 있다고 봐야 한다. 하지만 그 수가 매우 적기 때문에 우리가 먹는다고 하더라도 체내에 있는 이로운 미생물들이 내놓는 생산물에 의해 크게 위협받지 않을 뿐이다. 물론 아주 깨끗한 음식을 먹는 것이 가장 바람직하지만, 100% 살균상태가 아니더라도 우리 신체는 이런 상황을 충분히 극복할 수 있을 정도로 구성되어 있다.

그런데 김밥의 경우 함께 첨가되는 쌀밥을 비롯하여 계란이나 햄, 나물 등 각종 영양소가 듬뿍 들어 있는 재료들이 포함되다보니 대장균에게도 좋은 먹이가 되고, 쌀밥의 적절한 온도와 수분이 공급되다보니 쉽게 번식을 하게 된다. 열 마리의 대장균이 있다면 금방 200마리가 되고, 그 수는 기하급수적으로 늘어나 서너 시간 만에 수백만 마리로 늘어나 우리에게 해를 입힐 정도의 식중독균으로 자라나게 된다. 김밥을 만들었을 때에는 몇 마리 안 되어 안심하고 먹을 수 있었던 김밥이 시간이 지나면서 위험한 음식으로 바뀌는 것이다. 특히나 여름철에는 바깥 온도가 높기 때문에 대장균 계통의 균들이 번식하는 속도가 더 빨라지게 된다. 다른 식품과 달리 김밥과 같은 경우는 이러한 섭취가능기한이 매우 짧다.

그러므로 싸놓은 김밥을 늦게 먹는 경우, 충분히 배탈이 날 수 있다. 가족과 함께 나들이를 한다면 소풍가기 전날 김밥을 미리 만들어 놓지 말고, 힘들더라도 최대한 먹는 시점과 가장 가까운 시간인 당일 아침에 김밥을 만든다면 이런 피해를 막을 수 있다. 싼 김밥을 서늘한 곳에서 보관하는 것도 잊지 말아야 한다.

여기서 중요한 점은 온도에 따라서 미생물의 증가폭이 다르다는 것이다. 예를 들어 온도가 10℃ 높아지면 미생물이 3배 이상 빠른 속도로 번식을 하게 된다. 유통기한이 지나지 않았는데도 먹고 탈이 나는 경우가 바로 온도 관리를 제대로 하지 않은 식품을 먹었기 때문이다. 많은 사람들이 유통기한을 따지지만, 식품에 따라 어떤 온도에서 보관하였을 때 얼마간 유지된다는 것은 대부분 관심 있게 보지 않기 때문에 충분히 발생할 수 있는 일이다. 그러므로 마트나 시장에서 미리 만들어 놓고 파는 것을 구입하고자 할 때는 유통기한뿐만 아니라 언제 만들었는지, 그리고 어떤 온도 상태에서 보관되었는지를 확인할 필요가 있다.

우유와 같이 상하기 쉬운 식품의 경우 유통기한을 확인하지 않는 것이 치명적일 수 있지만, 빵이나 과자류는 맛의 변화가 있는 경우를 의미하기도 한다. '1월 15일까지 드세요'라는 표현이 있을 때 1월 15일 저녁 11시 55분에는 괜찮은데 1월 16일 0시 10분에 먹어서 안 되는 것인가라는 의문이 생길 수 있다. 허나 이런 의문과 달리 실상 맛에 변화가 시간 단위로 차이가 나는 것이 아니므로 걱정하지 않아도 된다.

그러나 많은 사람들이 유통기한이 지난 것은 쳐다보지도 않는다. 그렇다면 하루 이틀 지난 모든 식품을 불량 식품으로 간주하여 폐기 처분을 한다는 이야기인데, 실제로 그것은 대단한 자원의 낭비로 볼 수밖에 없다.

필자가 미국 유학생활 시절, 경제적으로 많이 어렵다보니 먹고 싶은 것도 마음 놓고 사먹기가 힘들어서 주말이면 어김없이 마트에 나가 유통기한이 지난 빵을 사서 먹고는 했다. 나 말고도 많은 유학생들이 몰렸기 때문에 아침부터 서둘러 달려가야 간신히 살 수 있었다.

유통기한이 지난 것을 팔다보니 가격 할인은 당연했다. 하루가 지난 것은 기존 가격에 반값에, 이틀이 지난 것은 사분의 일 가격으로 판매하였다. 나는 그중에서도 가장 오래된 것, 그러니까 가장 싼 것을 사서 먹곤 하였다. 날짜가 지나 불안하긴 했지만 먹고 탈이 날 정도는 아니었다. 대신 더 이상 상하기 전에 먹기 위해 사자마자 바로 먹는 것이 버릇처럼 되었다. 이처럼 유통기한이 지난 것이지만 섭취가능기한이 여전히 남아 있어 이들을 무조건 폐기 처분하기보다는 먹을 수 있을 정도라면 가격을 저렴하게 하여 원하는 사람들이 먹을 수 있도록 하는 것도 하나의 방편이라 본다.

대학을 졸업하고 잠시 식품 회사에서 일을 했던 적이 있다. 한번은 회사에서 장마철이 지나면서 수분이 많이 흡수가 된 분말주스 제품을 모두 폐기처분하는 것을 보았다. 오늘날 가격으로 환산한다면 대략 수십억 원은 넘을 정도의 많은 물량이었다. 필자는 그 재료가 하도 아까워서 버리려면 차라리 국군장병들에게 위문품으로 보내주면 어떻겠냐고 건의를 하였다. 사실 흡습이 되어 약간의 덩어리가 졌을 뿐, 맛에는 아무런 차이가 없었기 때문이다. 하지만 이내 차라리 버리는 것이 낫다는 대답이 돌아왔다. 처음엔 이해를 못했지만, 잘못 제조된 제품을 전달하여 소비자를 불쾌하게 만든다면 오히려 회사 인지도가 떨어지고 마케팅 효과가 감소되므로 이렇게 처리하는 것이 낫다는 이야기였다. 아깝다는 생각도 들고 유통기한이라는 제도가 반드시 좋은 것만은 아니구나! 하는 생각을 하게 되었다. 소비자를 보호하고 식품 안전만을 생각한다면 당연한 일이나, 자원 낭비를 생각하면 또 다른 문제인 것이다.

반대의 경우도 있었다. 서울시를 찾는 외국 방문객들이 마음 놓고 먹을 수 있는 '자랑스러운 한국음식점'을 선정하기 위하여 심사위원으로 음식점을 방문하였을 때의 일이다. 음식점 주방을 들어가 보면 구석에 유통기한이 2년이나 지난 식품 원료들이 놓여 있는 것을 보기도 했다. 아무리 품질에 이상이 없다 치더라도 이것은 바람직하지 못하다. 소비자에게는 항상 좋은 품질의 재료를 써야 하는데 말이다. 기본적으로는 주방에서 필요한 양을 제대로 계산해 보지도 않고 한꺼번에 너무 많은 양을 구입하여 생긴 일이므로 경영마인드가 부족하다고도 볼 수 있다. 주방에서 일하시는 분들 중에는 유통기한에 대한 개념이 없이 일하시는 분들도 있어 믿고 찾아주는 소비자들에게 신뢰를 주지 못하여 안타깝다. 한꺼번에 많은 재료를 구입하는 것이 싸다고 하여 유통기한을 고려하지도 않고 구매한다면 소비자를 보호하겠다는 의지가 없는 것이나 다름없다.

유통기한이 안고 있는 현실적인 문제들을 보면 이런 양면성이 있으나, 이를 또 교묘히 이용하려는 악덕 제조업자들도 있어 문제가 일어나곤 한다. 이 시점에서 우리 모두 한 번쯤 지혜를 모아 무엇이 합당한 처리이며 올바른 경영마인드인가를 생각해 보아야 할 것이다.

냉동실에 넣어두면 유통기한보다 더 오래 두고 먹을 수 있지 않을까?

식품에는 오래 두고 먹을 수 있는 것이 있는가하면 그렇지 못한 것들도 있다. 특히 지방이 함유된 식품의 경우 보통 영하 10℃ 이상을 유지하는 냉동실 온도보다 더 낮은 영하 18℃에서도 지방의 변패가 일어나기 때문에 주의해야 한다.

또한 먹다 남은 닭튀김 요리를 랩이나 알루미늄 호일에 싸서 냉동고에 보관 후 한 달이 지난 다음 먹으려고 꺼내보면 썩은 냄새를 금방 느낄 수 있다. 냉동실에서도 식품의 변질이 일어날 수 있다는 말이다. 지방이 산패되는 것은 온도에 의해서 좌우되는데 위에서 말했듯이 영하 18℃에서도 충분히 일어날 수 있으므로 지방이 많이 함유된 식품이거나 한번 가열처리하여 지방 산패를 촉진시켰던 식품들은 너무 오랜 시간 냉동 보관하는 것은 바람직하지 못하다. 가능하면 며칠 이내에 소비를 해야 한다.

그 외에도 채소류나 콩류 등을 살짝 데치는 과정 없이 바로 냉동고에 두었다가 먹으려 하면 변질이 되어 있는 것을 접할 수 있다. 그것도 마찬가지로 살짝 데치는 과정을 통해서 지방성분을 산패시키는 효소를 완전히 죽이지 못하면 냉동보관 중에도 이런 효소들에 의한 반응이 지속될 수 있다. 그러므로 냉장실이나 냉동실을 너무 믿지 말고 보관중인 식품은 가능한 빠른 시일 내에 소비하는 것이 바람직하다.

식품별 보관 요령

과일통조림

결혼한 지 얼마 안 되어 아내가 임신을 했다. 어느 날 입덧이 심한 아내를 위해 과일통조림을 사 가지고 가서 사이 좋게 나눠 먹고는 남은 것을 유리그릇에 옮겨 놓으라고 일러주었다. 그런데 다음날 냉장고를 열어보니 통조림 통에 과일이 그대로 있는 것이었다. 나는 즉시 아내를 불러 야단을 쳤다. 중금속이 유출될 수도 있으며, 당신한테는 치명적이지 않아도 이제 얼마 안 된 뱃속의 태아에게는 치명적일 수도 있다고 설명하면서 말이다. 훗날 아내는 이때 몹시 섭섭했다고 한다. 아내가 마음의 상처를 입을 것은 생각지도 않고 태어날 아이만 신경을 쓰던 모습이 서러웠던 모양이다. 사실 내가 너무하기도 했지만 많이 아는 것이 탈이라면 탈이었다. 하지만 중요한 것은 태아나 갓난아기들에게는 적은 양이라 할지라도 경우에 따라서는 치명적인 양이 될 수 있다는 점이다.

통조림은 내부의 공기를 다 빼낸 후 밀봉을 하기 때문에 산소가 없으며, 그런 상태에서 1~2년 동안 보관을 해도 내용물이 크게 변화하지 않는다. 그러나 일단 뚜껑을 열고나면 그때부터는 공기 중의 산소에 의해 산화가 빨리 일어난다. 특히 파인애플이나 후르츠 칵테일과 같은 과일통조림의 경우 과일에서 나오는 유기산이 산화를 촉진시키는데, 통조림 캔을 제조할 때 사용된 주석이나 납 등이 유기산과 함께 공기 중의 산소에 의해 산화 속도가 몹시 빨라지면서 내용물 쪽으로 금속 성분을 유출하기 시작한다. 개봉 후 일부만 먹고 나머지는 나중에 먹어야겠다고 그대로 냉장고 안에 넣어 두면 이런 산화 반응이 지속적으로 일어나 우리도 모르는 사이에 해로운 금속 성분들을 먹게 되는 일이 발생하는 것이다. 따라서 과일 통조림을 개봉하고 나면 바로 중금속으로부터 안전한 유리그릇이나 사기그릇에 옮겨 담아 두는 것이 좋다. 과일 통조림뿐만 아니라 일반 통조림 제품의 경우도 이런 습관을 유지하는 것이 좋다.

배추

냉장고가 없던 시절, 추운 겨울에 김장을 하면 앞마당을 파 항아리를 묻고 그 안에 김치를 차곡차곡 담아 겨울 내내 꺼내먹곤 했었다. 지금은 김치냉장고가 생겨 이런 고생을 하지 않지만 말이다. 그래도 가끔 시골에서 이런 풍습으로 사는 산골 사람들의 모습을 TV를 통해 보면 아련한 감정이 떠

오른다. 지금은 냉장고의 도움이 절실하지만, 냉장고가 없던 시절 매우 현명하게 식품을 저장했던 옛 사람들의 지혜가 느껴져서이다.

그럼, 여기서 한 가지 생각해보자. 배추를 항아리에 넣거나 혹은 김치냉장고의 김치통에 넣을 때 왜 가로 방향으로 넣을까? 배추를 세로로 세워 촘촘하게 넣지 않고 말이다. 밭에서 배추가 자랄 때는 세로로 자라지만, 트럭에 옮기거나 시장에서 팔 때, 그리고 냉장고에 보관할 때도 모두 가로로 뉘어 유통하거나 보관을 한다. 하지만 이것은 사람들의 편의성에 의한 것이지 그리 좋은 방법이 아니다. 배추를 밭에서 자랄 때처럼 세로로 세워 보관하지 않고 눕혀 놓으면 내부 조직이 원래대로 일어서려고 하기 때문에 금방 맛이 떨어지고 신선한 상태를 유지하기 어렵다. 김장을 한 배추의 경우는 양념에 절여졌기 때문에 크게 상관이 없지만, 생배추를 보관할 때에는 세로로 보관하는 것이 식품의 원래 맛을 오래 유지하는 비결이다.

사람들은 신선한 식품을 원한다. 신선함이란 밭에서 자랄 때와 같은 상태로 유지할 때 느낄 수 있다. 그렇다면 밭에서 자랄 때와 같은 형태를 유지해 보관하는 것이 바람직하다. 냉장고의 공간이 적다면 작은 배추를 선택하는 것도 한 방편이다. 아울러 배추를 신문지 같은 것으로 싸서 보관을 해주면 수분 증발을 차단하여 신선한 상태를 유지할 수 있다. 냉장고는 찬 공기를 강제로 순환시키기 때문에 오랫동안 날것으로 보관하면 수분이 많은 채소류나 과일은 부분적으로 건조가 일어나 품질이 떨어지게 되는 경우가 발생한다. 때문에 채소류는 비닐 포장한 채로 보관하여 두었다가 먹기 바로 직전에 세척을 하면 신선한 조직감을 그대로 느낄 수 있다.

과일

과일은 보통 1~2주일, 심한 경우 한 달 정도 미리 수확한다. 토마토와 같은 채소는 아예 파란 상태로 덜 익었을 때 수확을 하여 시장에 내다 팔기도 한다. 바나나도 마찬가지이다. 바나나는 우리나라에서 수확되는 양이 적고 대부분 외국에서 수입하다 보니, 외국에서 한국으로 수송해 올 시간까지 고려하여 파란 바나나를 미리 따서 한국으로 보낸다. 그 후 창고에 보관한 뒤 팔게 되는데, 이때도 여전히 초록색을 띤 것을 볼 수 있다. 이와는 대조적으로 배, 포도, 밀감, 참외처럼 미리 수확해버리면 잘 익지 않는 과일이나 채소들이 있다. 이런 것들은 시간이 지나면 당도도 떨어져 맛이 없다.

이처럼 과일은 익은 다음에 따야하는 것과 미리 따도 괜찮은 것들이 나눠져 있다. 미리 수확해도 괜찮은 것들 중에는 서양배, 바나나, 토마토, 사과 등이 있는데, 이들은 '후숙'이라 하여 나중에 천천히 과숙이 된다. 예를 들어, 바나나가 파란 것은 떫고 달지가 않으나 수확 후 대사 작용을 통하여 떫은 맛을 지닌 성분들이 단맛 성분으로 분해되면 맛이 훨씬 좋아지는데, 이런 과정들이 바로 후숙이다.

사과의 경우, 이런 대사 작용 과정에 에틸렌이라는 가스가 생성되어 나오게 된다. 에틸렌은 씨앗의 싹을 돋게 하고 숙성과정을 촉진하는 역할을 하므로, 배나 감과 같은 딱딱한 과일들을 무르게 하여 조직감을 떨어뜨린다. 그러므로 배나 감과 같은 과일은 사과와 별도로 보관을 하는 것이 바람직하다. 만일 함께 보관하면 사과를 제외한 다른 과일들의 품질이 떨어진다.

비교적 단순한 구조의 호르몬인 에틸렌은 사과나 멜론을 보관하는 과정

중 발생한다. 에틸렌 가스는 식물의 성숙을 촉진하는 기능을 하는 호르몬으로 가스 형태를 띠고 있다. 외부에서 에틸렌을 뿌려줘도 똑같이 식물의 성숙을 촉진할 수 있는데, 특히 사과나 멜론을 덜 익은 떫은 감과 같은 봉지에 넣어서 냉장실에 넣어 두면 사과에서 뿜어져 나오는 에틸렌의 영향으로 훨씬 빠른 시간 안에 맛있는 단감으로 변한다. 이처럼 수확한 다음 숙성 과정을 거친 후에 먹는 바나나, 키위, 토마토, 멜론, 파인애플 등의 과일은 오히려 에틸렌 가스로 인하여 알맞게 숙성되기 때문에 단기간에 맛이 더 좋아질 수도 있다. 단, 포도처럼 알갱이가 붙어 있는 과일은 알갱이가 빨리 떨어지게 만들기 때문에 별도로 보관하는 것이 좋다.

에틸렌은 일종의 스트레스 호르몬이다. 식물체가 상처를 받거나 병원체의 공격을 받았을 때, 혹은 산소가 부족하거나 냉해를 받거나 가뭄이 들어 물이 부족하면 살아야겠다는 일념에 강한 스트레스를 받으며 활발하게 만들어진다. 생존 위협에 직면하게 되면 빨리 성숙시켜 종자를 남겨서 후대를 기약하고자 하는 진화적 전략이 발동하는 것이다.

조금 다른 이야기지만 난을 키울 때 이와 비슷한 경험을 한 적이 있다. 화분에 매일 물도 주고 잎도 닦아 주며 많은 애정을 기울였는데도 꽃이 피지 않아서 관심을 버리고 물도 제대로 주지 않고 추운 방구석에 놔두었더니 그제야 꽃을 피우는 것이었다. 사람의 관심이 지속될 때는 생존에 대한 걱정이 없었지만, 무관심 속에 빠져 버리니 이제는 죽게 되었구나 생각하며 후손이라도 남겨야지 하면서 꽃을 피운 것이다. 모든 생명의 지상 최대의 과제는 역시 유전자의 존속과 번성이다.

곶감을 만드는 과정에서 서리를 맞아 손상을 입은 곶감은 미생물과 효소의 공격이 쉽게 이루어지고 곰팡이가 잘 생기므로 반드시 선별하여 따로 보관하는 것이 좋다. 다른 과일들도 마찬가지이다. 꼭지가 있는 토마토나 딸기, 파인애플 등과 같은 과일은 미리 꼭지를 따서 씻어두면 해당 부위가 금방 물러지므로, 꼭지 제거는 미리하지 말고 먹기 전에 바로 하는 것이 좋다. 또 파인애플은 당분이 아래쪽으로 몰려 있기 때문에 꼭지 부분이 아래로 가도록 뒤집어서 보관해 두면 당분이 전체적으로 골고루 퍼져서 단 맛을 더 느낄 수 있다.

제수용으로 많이 사용하는 사과와 배, 단감 등은 적정 보관 온도가 0~2℃이지만 토마토와 파인애플, 바나나는 낮은 온도에서 보관하면 생리적으로 상해를 입고 표면이나 내부가 변색되거나 함몰되는 경우가 있다. 이것을 '저온장해'라고 하는데, 상한 것은 아니지만 과일 고유의 맛과 조직감은 유지하지 못하게 된다. 바나나와 마찬가지로 이런 과일은 상온에 두고 먹는 것이 가장 좋다. 연시 같은 경우는 15℃가 적당하다. 사과처럼 저온에 보관하는 과일의 경우 실온에 보관하는 것보다도 냉장고에 보관하는 것이 더 달게 느껴지는데, 이는 포도당 중에서도 더 단맛을 내는 형태로 전환이 되기 때문이다. 같은 과일이라도 이처럼 차게 해서 먹으면 시원하면서도 단맛을 즐길 수 있는 종류가 있다.

냉장고에서 과일을 비닐 팩 등에 싸서 보관할 경우에는 비닐 팩을 완전히 밀폐시키기 보다는 2~3개의 구멍을 뚫어서 산소가 어느 정도 공급될 수 있도록 해야 과일이 시드는 것을 미리 방지할 수 있다. 또 상자에 넣어 보관하는 경우에는 가급적 그늘지고 공기가 잘 통할 수 있는 곳에 보관해야 한다. 과일 역시 수확한 후에도 계속해서 호흡을 하면서 산소를 필요로 하기 때문이다. 이런 호흡과 더불어 대사 작용이 일부 일어나면서 익지 않았던 과일이 익어 가면서 단단한 조직이 부드러워지기도 하며, 당도가 낮은 것들이 점차 당도가 높아지기도 한다. 모든 과일이 다 그러한 것은 아니다. 그만큼 산소 공급도 신경을 써야 하는 부분이다.

포도를 보관하다 보면 포도 겉 표면에 붙어 있는 흰색 입자를 발견하게 되는데 이것은 당알코올의 일종인 솔비톨이다. 단맛을 내는 성분으로 설탕에 비하여 충치예방 효과가 있고, 또 공업적으로는 비타민 C를 만드는 데 이용되는 유용한 성분이다. 이러한 솔비톨이 포도 알갱이 전체에 골고루 가루처럼 묻어 있는 것이 신선한 것이며, 또 당분도 높다. 반면, 곶감 표면의 흰색 가루는 당분이 과실 바깥으로 배어 나와 농축된 것이다. 또 검은 반점들을 발견하게 되는 경우도 있는데 곰팡이가 생긴 것이 아니라 건조하는 과정에서 사용된 건조대 철골의 철분과 감의 떫은맛을 내는 타닌이 반응해서 만들어진 타닌철로 몸에 해롭지 않다.

감자와 고구마

감자나 고구마를 냉장고에 보관하면 검은 반점이 생기고 쓴맛이 나는 경우가 있다. 앞서 이야기한 바와 같이 채소나 과일 등은 수확 후에도 호흡을 하는데 10℃ 이하에서 보관하면 대부분 호흡이 멈춰 버려서 일종의 질식 상태가 되어버린다. 그렇게 되면 표면에 검은 반점이 생기고 맛도 떨어지게 된다. 특히 고구마나 감자는 저온에 약하기 때문에 냉장고에 보관하기보다는 신문이나 포장지에 싸서 통풍이 잘되는 그늘지고 서늘한 곳에 보관하는 것이 바람직하다. 땅속에서 캐낸 것이라 할지라도 아직 살아 있는 생명체이니 잘 다루어야 한다.

주방이나 베란다에 방치해둔 감자에서 싹이 나는 것을 본 적이 있을 것이다. 이렇게 싹이 나기 전에 감자를 여러 토막으로 잘라서 밭에 심으면 새싹이 나오게 된다. 아직 죽어 버린 것이 아니기 때문이다. 그런데 가끔 감자의 새싹이 난 부분까지도 조리하여 식탁에 올리는 경우를 볼 수 있는데 이미 많이들 알고 있겠지만 감자의 새싹에는 솔라닌이라는 독소 성분이 들어 있다. 이 성분은 조리를 해도 파괴되지 않기 때문에 먹게 되면 눈을 뜰 수 없을 정도로 얼굴이 붓고 울긋불긋 반점이 돋아난다. 물론 치료는 가능하지만 특히 아이들에게는 절대 먹이지 않도록 조심해야 한다.

봄철에 먹는 미나리에도 독이 있는데 이것도 마찬가지로 자신을 보호하고자 하는 몸부림이다. 들판의 풀 중에는 싹에 환각을 일으키는 물질을 넣어 자신을 보호하는 종류도 있다. 만약 소가 이 풀을 먹으면 흥분을 하여 이리 뛰고 저리 뛰어 주인도 다루기 어려울 정도가 되어 버린다고 한다. 이처럼 식물 역시 생존을 위해 자기 자신을 보호하는 방법을 가지고 있으므로, 이를 잘 가려서 먹을 줄 알아야 한다.

두부

두부는 유통기한이 짧기 때문에 가능하면 적정량을 구입해서 한번에 모두 조리하는 것이 바람직하다. 만약 조리 후에 남은 경우에는 포장을 뜯었으므로 냉장고에 보관하여야 한다. 그냥 보관하게 되면 표면이 붉게 변하면서 '세라티아'라는 균이 생기는데, 이 균은 인체에 대한 병원성은 없지만 이 균이 발견되면 다른 유해한 세균들도 증식했을 가능성이 있으므로 붉게 변색된 두부는 먹지 말아야 한다. 붉은 색으로 변화되는 것이 염려가 된다면 정수시킨 물에 두부가 잠길 정도로 담가 넣고 소금을 아주 살짝 뿌리고 뚜껑을 닫아 냉장고에 보관하면 3~4일 정도는 충분히 두고 먹을 수 있다. 요즈음은 포장 단위가 소형화되어 이럴 염려는 줄어든 것 같지만 말이다.

빵

식빵을 비롯한 여러 종류의 빵은 한꺼번에 다 먹지 못하는 경우가 많은데, 아무것도 첨가되지 않은 식빵이라면 하루 정도는 실온에 두어도 괜찮다. 그러나 며칠 이상 보관해야 된다면 공기를 빼고 밀봉을 해서 냉동칸에 보관하는 것이 좋다. 빵을 냉장고 안에 포장하지 않은 채 보관하면 부드럽던 전분이 단시간에 수분이 증발되면서 데워 먹어도 퍼석퍼석하고 질긴 맛이 나며 빵의 고유한 풍미가 없어지게 된다. 이것을 '전분의 노화'라고 하는데 빵을 장시간 보관해야 한다면 냉동고에 보관하는 것이 맛의 변화가 적다.

냉장고에서는 내부의 온도를 차게 유지하기 위하여 계속해서 찬바람이 나오는데, 이때 빵처럼 수분이 있는 식품의 건조가 함께 일어나기도 하므로 잘 포장하여 대처해야 한다. 프랜차이즈로 운영되는 빵집에는 본점에서 만들어 온 생지(밀가루를 반죽하여 발효시킨 것)를 공급하는데, 이를 보관할 때 냉동고에 보관하였다가 필요에 따라 일부분만을 꺼내어 빵을 굽는다. 이것은 빵을 보관하는 방법 중 하나로 빵이 딱딱해지는 것을 막을 수가 있다.

멸치

멸치는 보통 냉동칸에 보관하면 되지만, 보관하기에 앞서 내장을 발라내는 것이 가장 바람직하다. 생선류에서 미생물이 가장 많이 번식하는 곳이 바로 아가미와 내장 부분이기 때문이다. 생선은 죽고 나면 곧바로 썩기 시작하는데, 이때 내장이나 아가미 부분에 서식하던 미생물들이 제일 먼저 생선을 분해시키면서 비린내를 유발시키게 된다. 또한 중금속이나 유해물질에 오염되어 있을 가능성이 높은 부분이 바로 아가미와 내장이다. 따라서 작은 멸치이지만 멸치의 머리 부분과 함께 내장을 제거하면 비린내가 없어지고 맛도 좋아지며 저장성도 더욱 향상이 된다. 부피를 줄여서 보관하고자 한다면 믹서 등에 갈아서 분말로 만들어 보관하면 공간을 많이 차지하지 않아서 좋다.

고춧가루

고춧가루의 경우 냉장고에서 오랜 시간이 지나면 색깔이 변색되고 영양가도 파괴되는데 이는 산소와의 접촉 때문에 일어나는 현상이다. 고춧가루의 빨간 색소성분은 캡사이신으로 매운 맛을 내는 성분인데, 지방을 좋아하는 성질이므로 지방과 마찬가지로 다루어야 한다. 지방은 산소에 의해 변질이 일어나므로 일반 봉지에 넣어 보관한 고춧가루는 색이 퇴색되고 품질이 떨어지게 된다. 따라서 고춧가루를 담은 용기는 감압 밀봉하여 진공상태로 만든 후 냉동고에서 보관을 하면 변색을 최대한 막아주면서 영양가 파괴도 줄일 수 있다. 참고로 고추 하나에 함유된 비타민 C의 양은 감귤 6개에 함유된 비타민의 양과 같다. 그만큼 영양가가 높은 식품 중에 하나이다.

생선

가끔 파격 세일을 하는 생선을 잔뜩 사다가 먹고 남은 것들은 냉동실에 보관하고 나중에 먹으려는 사람들이 있다. 경제적인 이득 때문에 누구나 당연하다고 생각할 수 있지만 이는 참으로 잘못된 선택이다. 신선한 고기를 냉동칸에 얼렸다가 녹이면 품질이 자연히 떨어진다.

수분이 많은 생선을 냉동시키면 부피가 팽창되면서 생선의 단백질 조직을 팽창시키게 된다. 이것을 먹기 직전에 녹이게 되면, 해빙 과정에서 수분이 빠져 나가고 팽창된 조직은 부스러지면서 흐트러진다. 이런 부위는 미생물이나 효소의 공격을 받기 쉽고 비린내가 날 정도로 쉽게 상하기 시작한다. 물론 맛도 떨어져 싱싱한 생선의 맛을 기대하기 어렵다. 따라서 가족이 한번에 먹을 수 있는 만큼만 구입해서 먹고 남기지 않도록 하는 것이 중요하다. 싸게 구입하고 싶다면 지인들과 함께 공동구매한 후 나누는 것이 오히려 좋다.

플라스틱 용기는 정말 몸에 해로울까?

많은 소재 산업이 발달했지만 아마도 플라스틱만큼 우리 생활을 편하게 해준 것은 없으리라 생각한다. 특히 가볍고 깨지지 않기 때문에 주방용품으로 많이 활용되고 있다. 그러나 이런 용기를 만드는 과정에서 첨가된 유해물질들이 우리가 먹는 식품으로 이행할 수도 있다는 사실도 염두에 두어야 한다. 앞서 설명한 통조림에서와 마찬가지로 말이다. 많은 플라스틱 제조업체들이 제품을 엄격히 관리하여 우리 인체에 해가 되지 않도록 하고는 있지만 때로는 불량품이 만들어 질 수도 있으며 가격 문제 때문에 수입되는 제품의 경우 엄격히 관리되지 못하는 부분도 있기 때문에 만일의 사태에 항상 생각해 두는 것이 좋다.

몇 년 전 캐나다를 방문했다가 현지 의사로부터 다음과 같은 이야기를 들었다. "한국에서 온 유학생들 중에는 유난히 자궁근종이나 물혹 또는 자궁관련 질병을 갖고 있는 여학생들이 많아요. 다른 나라에서 온 유학생들에 비하면 그 비율이 상대적으로 너무 높은데, 아마도 환경호르몬이 이유가 아닐까 싶어요. 한국에서는 이런 문제에 대하여 심각하게 고민해 보아야 할 것입니다."

나는 이 이야기를 듣고 큰 충격을 받았다. 그러고 보면 우리들이 무심코 사용해 왔던 식자재를 보면 유난히도 플라스틱 용기가 많다. 집 안에서는 물론, 인스턴트식품으로 먹게 되는 경우도 마찬가지이다. 최근에는 이런 문제에 대한 각성이 일어나 조금은 달라지고 있기는 하지만 말이다.

플라스틱은 지방 성분을 좋아하는 물질이다. 만약 지방 성분을 플라스틱 용기에 담으면 제조에 사용되었던 화학물질들이 지방 성분을 따라 플라스틱 용기로부터 우리가 먹게 되는 식품으로 이동하게 된다. 그렇다면 우리들이 먹는 음식 속에 플라스틱의 원료 성분들이 포함된다는 것이다.

비닐 랩도 이미 우리의 식생활에서 꼭 필요한 도구가 되어 버렸다. 남은 음식을 싸거나, 음식이 담긴 접시 등을 덮을 때 가장 손쉽게 사용할 수 있기 때문이다. 그런데 플라스틱이나 비닐에서 환경호르몬이 나온다는 결과가 발표된 이후, 비닐 랩에 대한 불안감이 커지고 있다.

결론부터 말하자면, 비닐 랩을 사용하는 것이 우리 건강에 영향을 미친다는 근거는 어디에도 없다. 플라스틱 용기를 전자레인지에 돌리면 안 된다는 주장에 과학적 근거가 없는 것과 마찬가지이다. 전자레인지의 온도는 높지 않기 때문에 플라스틱 용기의 성분을 분해시켜 다이옥신이 나올 정도가 되지 않는다. 플라스틱이 다이옥신을 배출하려면 염소 성분이 포함되어 있어야 하며, 소각 온도와 가까울 정도의 높은 온도로 가열이 된다는 조건을 충족해야 한다. 하지만 가정에서 사용하는 플라스틱 용기들은 주로 폴리에틸렌(PE)이나 폴리프로필렌(PP)으로 만들어져 있기 때문에 다이옥신을 만들어 내지는 못한다. 이 재료들은 염소를 전혀 포함하고 있지 않으며, 전자레인지 온도 역시 소각 온도에는 턱없이 미치지 못하기 때문이다.

비닐 랩의 성분 역시 마찬가지이다. 일반적으로 상업적인 제품에 쓰이는 포장재인 랩은 PVC 랩으로, 랩에 사용되는 가소제(플라스틱을 부드럽게 만들어주는 성분)인 디에틸헥실아디페이트(DEHA)는 발암의심물질이 아닌 것으로 밝혀졌다. 그런데 우리가 가정에서 사용하는 비닐 랩은 상업용 PVC 랩보다도 훨씬 더 안전한 제품이다. 음식이 너무 뜨거운 상태에서 비닐 랩을 꽉 씌울 경우, 뜨거운 온도로 비닐이 약간 녹을 수는 있다. 하지만 랩을 씌우고 뜨거운 온도로 펄펄 끓인 게 아니라면 비닐 랩의 환경호르몬 공포에서 벗어나도 좋을 것이다.

가만히 보면 이 모든 걱정은 우리의 생활을 보다 편리한 쪽으로 추구하다 보니 생겨난 일 중 하나이다. 우리 주변에서 플라스틱을 완전히 퇴치할 수는 없다. 하지만 식품에 사용할 때, 특히 지방이 많이 함유된 음식을 다룰 때는 이런 점을 고려하여야 한다. 각 가정에서 보면 냉동칸 안에 보관하는 음식 재료들을 시장에서 준 플라스틱 용기에 그대로 넣어 보관하는 경우들이 많다. 그렇지만 냉동칸이라고 모든 것이 안전할 수는 없다. 앞서 설명했지만 지방은 영하 18℃에서도 산화반응을 하여 산패가 일어나며 충분히 용기로부터 식품으로도 이동이 가능하다. 따라서 닭튀김 요리나 기름에 튀긴 음식이라도 냉동칸에 오랜 시간 보관해두면 지방 산패가 일어나 맛과 향이 변화된 것을 맛보게 되므로 너무 장기간 보관하는 것은 바람직하지 못하다.

여기서 우리 주변에서 흔하게 볼 수 있고 가장 많이 사용하는 플라스틱을 소개한다. 지금부터라도 잘 확인하고 분리수거하여 우리 후손들이 환경호르몬으로 고생하는 일이 벌어지지 않도록 스스로 노력해야 한다.

- **폴리에틸렌(PE), 폴리프로필렌(PP), 폴리염화비닐(PVC), 폴리스틸렌(PS)**
  야쿠르트 병, 일회용 커피믹스, 달걀받침, 구운 김받침, 컵라면용기, 일회용 도시락, 컵 등.

- **폴리카보네이트(PC)**
  CD, CD-ROM의 기판, 식기, 커튼방염처리제, 식품 캔, 생수병, 스티로폼 등에 이용되는 중합체부산물, 가소제(프탈산에스테르류), 젖병이나 의료용 수액백, 유아용품, 완구 등.

- **기타**
  그밖에 페인트, 잉크, 염료 접착제, 살충제, 방충제에도 플라스틱이 이용되고 있다.

식품첨가물은 절대로 넣어서는 안 되는 것일까?

예전에 '우리나라는 가공 식품에 방부제를 하도 많이 써 대서 죽더라도 시체가 썩지 않을 것이다'라는 요지의 신문 기사를 본 기억이 있다. 그만큼 방부제(보존제) 사용량이 너무 지나친 것을 풍자한 말인데, 아이러니하게도 이 기사를 계기로 첨가물에 대한 규제가 엄격하게 마련되었다.

그런데 이런 식품첨가물은 정말 몸에 해롭기만 한 것일까? 우선 '식품첨가물(食品添加物)'은 식품을 만들거나 가공할 때 영양소를 높일 목적 또는 부패를 막고 색과 모양을 좋게 하기 위해 인위적으로 식품에 넣는 여러 가지 화학물질을 가리킨다. 즉, 원래의 의미대로라면 식품과 함께 섭취되므로 몸에 해롭지 않고, 오랜 기간 섭취해도 몸에 전혀 무리가 없어야 한다.

현재 우리나라에 지정되어 있는 식품첨가물은 대부분 국제기구인

'JECFA(FAO/WHO; 합동식품첨가물전문가위원회)'에서 안전성 평가, 일일섭취허용량(ADI) 설정 등을 거쳐 안전성이 확보된 품목으로 CODEX(국제식품규격위원회), 미국, 일본 및 유럽연합 등 대부분의 국가에서 사용하고 있는 품목들이다. 비교적 안전성에 대하여 엄격하게 관리하고 있다고 볼 수 있지만, 우리 식단이나 한국 정서를 고려해서 설정해야 하는 사항들도 있기 때문에 약간 미진한 부분이 있는 것도 사실이다. 그럼에도 불구하고 현재는 이런 식품첨가물을 전혀 쓰지 않을 수가 없는 실정이다.

물론 식품첨가물로부터 안전하다고 판단되는 식품이더라도 자신이 좋아하는 것만 선택하여 계속 먹는다면 식품첨가물의 섭취량은 늘어날 수밖에 없다. 식품 한 가지에 들어 있는 식품첨가물의 양은 적지만, 과자처럼 첨가물이 들어 있는 식품만 고집하고 정상적인 식사를 포기한다면 건강을 해치는 것은 시간문제이다. 우리는 어쩌면 지금까지 이런 문제에 대하여 무관심하게 생각을 해왔는지도 모른다. 특히 아이들의 경우 자신이 좋아하는 과자만 즐겨 먹는 경우가 많기 때문에, 아이들을 위해서라도 식품첨가물의 양을 다시 검토해야 한다는 의견이 제기되고 있다. 식품첨가물이 무조건 몸에 해로운 것은 아니더라도 정해진 양 이상을 섭취하지 않아야 건강을 유지할 수 있으니 말이다.

우리가 먹는 첨가물 중에는 자연식품 속에 존재하는 성분임에도 불구하고 식품첨가물로 구분하여 별도로 관리하는 것들도 있다. 표고버섯이나 된장, 치즈 등에 함유된 에리스리톨은 단맛을 내며 자일리톨과 유사한 기능을 가지고 있는 성분이다. 이 에리스리톨은 절대 인위적으로 첨가하지 않은 것이며, 전통적으로 먹어 왔던 식품이나 발효식품 속에서 미생물에 의해 생성된다. 그런데 현재의 식품위생법(식품첨가물법)은 이런 것조차도 첨가해서는 안 되는 성분으로 규제 관리하고 있다. 식품첨가물의 범위를 잘못 판단하고 있는 대표적인 사례이다.

또한, 얼마 전까지만 해도 우리나라는 소금을 광물로 취급하여 왔다. 독일이나 스위스 같은 나라의 소금은 광산에서 캐내는 '암염'이 대부분이어서 많은 나라가 광물로 취급하고 있고, 일본에서 그대로 받아들여 왔던 것이 우리나라까지 영향을 미친 것이다. 상당히 오랜 기간 광물로 유지되어 오다가 최근에야 식품으로 인정을 받았다.

소금은 주 재료는 아니지만 식품을 제조하는 데에 없어서는 안 될 첨가제이기도 하다. 허나 수천 년 전부터 식품으로 생각하여 먹어 왔던 것임에도 불구하고 광물로 취급했던 걸 보면, 이전까지 식품 행정을 하는 사람들이 몰라도 너무 몰랐다는 생각이 든다. 2009년, 농림수산식품부가 소금의 주무부처를 맡게 되면서 광물로 취급받던 소금이 식품으로 수출이 되고 결국 고부가가치의 제품으로 바뀌게 되었으니 참으로 다행스러운 일이다. 미국의 경우 오랜 기간에 걸쳐서 사람들이 먹어 왔고 아무런 탈이 없다고 인정되면 GRAS(Generally Recognized as Safe) 품목으로 구분하여 인정해 주고 있는 것과는 대조적이다. 오랜 기간 동안 사람들이 먹어 왔는데 아무런 탈이 없다면 구태여 관리 품목으로 구분하여 관리를 하지 않아도 된다. 소금의 경우에도 먹고 탈이 나거나 죽거나 하는 일이 벌어지지 않았으므로 식품첨가물로 관리하지 않아도 된다는 것이다.

만약 우리 모두가 식품첨가물을 전혀 사용하지 않는다면 어떻게 될까? 신선한 채소는 늘 수도권에 있는 비닐하우스에서 생산한 것을 먹고 첨가물이 함유된 가공식품은 전혀 먹지 않는다고 생각해 보자. 수도권에 천만 명이 넘는 인구가 먹을 채소를 재배하기 위해서는 엄청난 지역이 비닐하우스로 운영되며 이를 수송할 차량도 엄청나게 늘어날 것이다. 천만 명이 넘는 인구를 위해 항상 신선한 식재료로 먹을 것을 공급한다는 것은 결코 쉬운 일이 아니다. 그러다가 만일 폭설이 내려 비닐하우스가 무너지고 길이 막혀서 수송이 어렵게 된다면 그 많은 사람들을 어떻게 먹여 살릴 것인가? 또 홍수가 나거나 채소밭이 물로 뒤덮여지고 가뭄이 계속된다면? 해결 방법이 쉽게 떠오르지 않는다.

빵이나 라면 등에는 거의 다 식품첨가물이 들어가서 이를 사용할 수 없다면 빵이나 라면 등을 제조할 수 없으니 무조건 각 가정이나 식당에서 밥을 먹어야 한다. 요즘처럼 직장생활을 하는 사람들은 첨가물이 함유되지 않은 점심식사나 저녁식사를 하기 위하여 일대 혼란이 일어날 것이다. 전 국민이 식품첨가물이 들어간 음식을 먹지 않는다고 가정해 볼 때, 이런 혼란을 해결하는 것은 거의 불가능할 정도로 식품첨가물은 이미 우리 생활 속에 깊이 파고들어 있다.

식품은 특정한 시기에 특정한 지역에서만 생산되는 것들이 많다. 멀리 떨어진 곳에서 생산된 식품을 먹고자 하거나 계절에 상관없이 먹기 위해서는 가공 처리를 하지 않을 수 없다. 이런 목적으로 활용되는 것이 보존제 또는 방부제와 같은 첨가물이다.

또 같은 회사의 제품인데, 어제 산 것과 오늘 산 것의 맛이 다르다고 생각해 보자. 소비자들은 그 제품을 믿을 수 없어 쉽게 선택하지 않을 것이다. 믿고 신뢰하는 제품을 만들기 위해서는 항상 균일한 품질을 유지해야만 한다. 그러나 농산물은 기후 변화에 따라 당도가 다른 제품, 색이 다른 제품, 영양소가 다른 제품을 만들어 낼 수밖에 없다. 그렇기 때문에 기후나 환경 조건에 따라 차이가 나는 원료제품의 품질 차이를 식품첨가물이 균일하게 메워 주는 것이다.

문제는 식품첨가물이 이런 좋은 의미보다는 소비자의 눈을 속이려는 얄팍한 상혼으로 과다하게 사용되는 경우가 많다는 것이다. 일반적으로 식품첨가물의 양은 전 세계적으로 동물 실험을 통하여 안전하게 결정하고, 또 안전 계수를 몇 십 배 적용하여 인체에 무해할 정도의 양을 설정하여 사용토록 하고 있으나, 이를 어기고 지나친 양을 사용하는 경우 문제가 된다.

예를 들어 유통기한을 연장시키기 위하여 더 많은 첨가물을 넣거나 예쁜 색상을 유지하고 신선한 것처럼 착각을 유도하기 위하여 색소를 첨가하는 등 무리하게 식품첨가물을 사용하는 경우가 많다. 이런 사건 사고들이 일반 소비자들에게 식품첨가물은 무조건 다 나쁜 것이라고 생각을 하게 만든다. 뿐만 아니라 나쁘다고 하는 것은 조금도 들어 있지 않아야 한다고 이해하고들 있다. 많은 과학자들에 의해 사용해도 괜찮은 양이 설정되어 있는데도 말이다.

콜라에 첨가되었던 사카린 성분도 발암 가능성이 있다고 하여 한때 금지가 되었다가 다시 허용을 한 경우이다. 쥐에게 먹였더니 방광암이 생겼다는 것이 문제였다. 그러나 실상 그 양은 매우 미미하다. 하루에 다이어트 콜라 800개를 매일 지속적으로 먹었을 때 방광암이 생길 가능성이 있다는 것이다. 사실 하루에 800개씩 먹을 수도 없거니와 매일 이처럼 먹을 수도 없으니 거의 가능성은 희박하지만, 일말의 가능성에 대하여 일반 소비자들은 매우 예민하게 반응할 수밖에 없다. 왜냐하면 두려움이나 공포는 정확하게 알지 못하는 데서 출발하기 때문이다. 정확한 정보 없이 길을 찾아갈 때는 왠지 두렵게만 느껴지던 길도 몇 번 다녀가고 나면 쉽게 느껴지는 것과 같다.

그런가 하면 담배에 첨가하기도 했던 사이클라민산나트륨은 세계 55개국에서는 아무런 제재를 가하지 않는데 비하여 미국에서는 발암 가능성 물질로 판정하여 사용을 금한 독특한 경우도 있다. 실험을 통해 얻은 결과에 대한 해석도 국가마다 차이가 있어 아주 다른 결론을 내린 경우이다.

철제 통조림에서 주로 발견되는 보툴린이라는 독소는 인체에 매우 치명적인 성분이다. 산소가 없는 곳에서도 자라는 특수한 미생물에 의해 만들어지며, 첨단 과학이 발달한 미국에서도 1970년대 초, 충분히 살균되지 않은 통조림에서 발생된 이 독소 성분으로 인해 수백 명이 목숨을 잃기도 했다. 또한 이 독소는 아주 적은 양으로도 수천만 명의 목숨을 앗아갈 수 있는 아주 극독으로 평가받는다. 그런데 사실 이 성분은 우리와 아주 가까우며 때로는 친숙하기까지 하다. 바로 의료용으로 쓰이는 '보톡스' 주사의 원료인 것이다. 물론 보툴린 그대로를 사용해서는 큰일이 난다. 수십억 배 가까이 희석한 다음 아주 적은 양을 주사해 주름 주변의 근육을 마비시키는 것으로 족하다. 이렇게 하면 대략 3개월에서 6개월가량 마비상태가 지속되어 주름이 펴져 보이게 한다.

이처럼 식품첨가물은 양면성을 가지고 있다. 정해진 양을 준수하여 꼭 필요한 식품에만 사용을 하는 것은 큰 문제가 되지 않는다. 하지만 양의 한계를 넘어서거나, 인간들의 욕심으로 인해 과도하게 많은 종류의 첨가물을 사용하게 된다면 그 결과는 다시 인간에게 해로 돌아올 것이다.

식품첨가물 중에는 음식을 끓이거나 씻어도 완전히 사라지지 않지만, 조리 방법에 따라서 일부 유해성을 줄일 수 있는 것도 있다. 예를 들어 빵에 피는 곰팡이를 막기 위해 방부제가 포함되어 있는 경우가 많은데, 굽거나 쪄 먹으면 그 해를 줄일 수 있다. 또 어묵에도 보존제가 많이 들어 있는데 미지근한 물에 담가 두면 방부제가 어느 정도 빠져나온다. 이 성분은 열을 가하면 70% 정도가 파괴되므로, 어묵은 열로 조리하는 것이 좋고 열처리한 물은 버리고 조미는 2차 조리할 때 사용한 것을 이용한다.

햄이나 소시지도 끓는 물에 살짝 데친 다음 조리하는 것이 안전하다. 햄이나 소시지는 신선한하게 보이기 위해 선분홍색을 내는 아질산염을 사용하는데, 이 성분은 생선에 들어 있는 비린내를 내는 성분과 유사한 디메틸아민 성분과 반응하여 사람의 위 속에서 '디메틸 니트로스아민'이라는 발암 물질로 변할 수 있다. 세계보건기구는 이 성분이 특히 어린이에게 해롭다 하여 유아식에 절대로 사용하지 못하도록 금지하고 있다. 이런 아질산염도 살짝 데치는 과정에서 소시지로부터 물 쪽으로 흘러 나온다. 따라서 햄이나 소시지를 얇게 썰어서 데치면 더욱 효과적이다.

식품 가공 과정에 사용하는 방사선은 위험하지 않을까?

방사선. 단어만 들어도 어쩐지 공포감이 느껴진다. 영화나 텔레비전을 통해서 봤던 노란 방사선 표지판을 떠올리기 때문이다. 원자력 발전소를 떠올려도 공포가 느껴지는 건 마찬가지. 그런데 이런 방사선을 식품에 쪼인다면 어떻겠는가? 식품 안의 세균을 죽이기 위해서라지만, 그 잔류가 남아 사람들에게 나쁜 영향을 끼치는 건 아닐까?

이것은 방사선에 대해 잘못된 상식을 가지고 있기 때문에 할 수 있는 생각이다. 방사선은 공간을 통해 전파되는 에너지를 뜻한다. 난방기나 전구에서 나오는 빛도 모두 방사선이며, 햇볕을 쬘 때도 우리는 방사선에 노출된다. 이처럼 방사선 자체가 위험한 것이 아니다. 매번 말하지만 과유불급(過猶不及), 모든 것은 넘치거나 모자랄 때 문제가 발생한다.

방사선 역시 종류와 노출 정도가 위험을 결정한다. 1905년에 X선으로 식품 속 세균을 죽이는 기계가 등장한 이후, 1958년에 이르러서는 많은 나라들에서 식품을 보존하는 데 '방사선 조사(전가 살균 과정)' 기법을 쓰게 되었다. 일각에서는 방사선이 영양소를 파괴하고, 새로운 독소를 만들어낸다고 주장하기도 하였지만, 그것은 터무니없는 이야기이다. 방사선으로 조사한 음식을 먹는다고 사람이 방사선에 노출되는 건 아니다. 방사선을 쬐여도 식품에는 아무런 영향을 미치지 않기 때문이다. 방사선 조사 식품의 안전성을 논할 때 가장 관심의 대상이 되는 것은 사람에게 주는 피해가 심한 벤젠, 포름알데히드 및 아민과 같은 성분인데, 상대적인 비교를 통하여 어느 정도 안전한지를 예상할 수 있다.

만약 방사선 조사에 노출된다 하여도 그 양은 매우 미미하다. 달걀에 자연적으로 들어 있는 벤젠의 양이 60ppb라면 방사선 처리한 고기에 든 벤젠의 양은 3ppb 정도라고 비교할 수 있다. 방사선 조사에 의해 생성되는 벤젠의 양은 자연에 이미 존재하고 있는 양에 비해 1/20 정도로 매우 미미하다는 것이다.

지난 20여 년 동안 식품에 실행된 방사선 조사에서는 방사선 조사를 반대하는 사람들이 우려할 만한 어떤 문제도 발생하지 않았다. 30여 년 동안 방사선 조사 식품의 독성학적, 미생물학적, 영양학적 품질에 관한 연구를 토대로 세계보건기구가 인증한 기술이기도 하다.

오히려 방사선은 2006년 발생했던 시금치 오염 사건을 한방에 처리한 일등 공신이다. '대장균 O157:H7'이라는 세균이 시금치에 잔뜩 묻어 소비자들의 건강을 위협했던 사건인데, 이때 시금치들이 방사선 조사를 거치면서 더 이상 대장균에 대한 고민을 하지 않게 된 것이다. 이렇게 방사선 처리 과정을 거치면 오히려 많은 세균들에 의해 일어나는 식중독 등의 질병들을 미리 예방할 수 있으므로 안심하고 섭취해도 된다.

식품의 색깔이 건강과 관계가 있을까?

식품 중에는 여러 가지 색을 갖는 것들이 많다. 또 그 색소 성분들 중 많은 것들이 생리활성물질이어서 우리 몸에 매우 유익하다. 청색 또는 붉은색을 내는 안토시아닌 색소는 시력 보호나 당뇨병 예방, 중금속 배출, 소염 작용, 노화 방지 등의 효능을 가지고 있으며 복분자, 블루베리, 포도, 머루, 오디 등의 음식에 함유되어 청색이나 붉은색을 낸다.

토마토와 다른 빨간 식물에서 찾을 수 있는 리코펜은 빨간 카로티노이드 계통의 색소로 가장 효능이 좋은 산화 방지물이며, 체내 산성화를 막아 각종 성인 질환을 막아내고 항암 작용을 하는 성분 가운데 하나이다. 비타민을 만들어 주는 물질 중 하나인 베타-카로틴은 주황색을 띠고 있는 홍당무에 많다. 이외에도 노란색을 띠는 플라보노이드 등 여러 색소 성분들은 식물체 주변의 벌레나 해충, 미생물 등으로부터 자신을 보호하려는 성질이 있으며, 그것은 사람들에게 해로운 영향을 미칠 수 있는 세균이나 미생물에 대하여 방어작용을 해주어 결국 인간의 건강에도 유익한 성분들이다.

이렇게 식품이 자연 그대로 띠고 있는 색소 성분의 유용함 때문에 현대에 들어 '컬러푸드'란 이름으로 대중들에게 사랑을 받고 있다. 미국의 국립 암연구소에서도 지난 1991년부터 빨강, 주황, 노랑, 파랑, 보라 등 다채로운 색깔의 식품을 먹자는 캠페인을 벌이고 있다. 앞서 말한 음식의 색소 성분에는 '파이토케미컬(Phytochemical)'이라는 성분이 들어 있는데 식물의 천연 색소를 구성하는 물질인 파이토케미컬은 식품에 함유된 기능성 영양소에 속하는 것으로, 지금까지 밝혀진 것만 해도 700여 종이 넘는다. 채소와 과일의 색상이 더 화려하고 짙을수록 많이 함유되어 있기 때문에 채소와 과일을 고를 때는 색이 진한 것을 고르는 게 좋다.

그런데 한 가지 조심해야 할 점이 있다. 바로 식용색소이다. 인체에 무해한 식용색소를 쓴다는 광고도 심심치 않게 보이지만 거의 믿을 것이 못된다. 그들의 말에 의하면 그 정도가 매우 미미하므로 무시할 정도라고 볼 수도 있지만, 반대로 미미한 피해가 점차 누적이 된다면 크게 심각해질 수도 있다. 설사 그렇다손 치더라도 색소로 물들인 가공식품을 먹는 것과 사과나 오렌지를 먹는 것 중 어떤 쪽이 건강에 좋겠는가? 다행인 것은 많은 식품 가공업자들이 합성색소(인공색소)를 천연색소로 바꾸려고 노력하고 있다는 점이다. 음식을 직접 선택하는 우리가 먼저 이런 부분들에 대해 좀 더 관심을 가지고 경계해야 할 것이다.

채식주의자들은 육류를 섭취하지 않아도 건강에 이상이 없을까?

건강한 식탁을 떠올리는 사람이라면, 혹은 자신의 식습관을 '웰빙'으로 바꾸고 싶은 사람이라면 아마 한 번쯤 채식에 대한 고민을 해봤을지도 모른다. 한동안 언론에서 앞다투어 채식의 장점을 칭찬하면서, 채식만이 현대인들의 기름진 식습관을 개선하는 유일한 방법인 것처럼 사람들에게 인식되던 때도 있었다. 그래서 많은 사람들이 육류를 피하고 '채식주의자'가 되겠노라고 선언했다가 실패를 하는 경우도 많이 눈에 띄었다.

이처럼 실패하는 이유는 무엇일까? '채식'이 인간의 몸을 건강하게 만드는 '웰빙 식단'이 될 수는 있지만, 모두에게 똑같이 적용되지는 않기 때문이다. '채식'이란 무엇인가? 말 그대로 동물성 식품은 전혀 먹지 않는 것을 말한다. 다시 말하면, 채식만으로도 우리 몸에 필요한 영양소를 균형 있게 섭취할 수 있는 식단을 짜야만 진정한 웰빙 식단이 될 수 있는 것이다.

채식을 하면 현대인의 식생활에서 가장 문제가 되고 있는 콜레스테롤, 나트륨, 포화지방산의 과다 섭취를 우선 막을 수 있다. 식이섬유를 많이 섭취하기 때문에 체내의 소화, 흡수에도 무리가 없어진다. 또한 앞서 말한 파이토케미컬을 섭취할 수 있다. 하지만 반대로 동물성 식품을 통해 얻을 수 있는 단백질의 섭취가 용이하지 않게 된다. 단백질은 우리 몸의 에너지를 내는 3대 영양소 중 하나이다. 단백질의 섭취가 부족해지면 피로나 저혈압, 빈혈은 물론 위궤양이나 당뇨병, 면역력 저하가 찾아온다. 채식을 하려면 콩류를 통해 단백질을 보충할 수밖에 없기 때문에 콩이나 두부를 싫어하는 사람이라면 채식을 선택하지 말아야 한다. 단백질 이외에도 동물성 식품에만 들어 있는 비타민 B12도 결핍될 수 있으며, 비타민 D나 칼슘, 철분 등의 영양소도 식물성 식품에서는 풍부하게 얻을 수 없기 때문에 신경을 써야 한다.

또 한 가지, 채식을 하려면 다양한 맛을 일부 포기해야 한다. 채식으로 이루어진 식단은 아무래도 동물성 식품이 섞인 식단보다는 맛이 떨어지기 때문이다. 또 음식을 다 먹은 후 포만감이 적기 때문에 공복을 참기 힘들어하는 사람이라면 성공하기가 어렵다.

언제부터 채식을 하였느냐에 따라서도 상황은 달라진다. 태어나서부터인가? 성인이 되어서부터인가? 태어나서부터 채식주의자가 되기란 불가능하다. 엄마의 젖도 일종의 동물성 식품이기 때문이다. 면역력이 길러지는 데 있어 엄마의 젖은 매우 중요한 역할을 한다.

성인이 되서 채식주의자가 된 경우는 크게 두 부류로 나눌 수 있다. 우유나 달걀 또는 치즈, 요구르트와 같은 유가공 제품은 먹으면서 그 외에 동물성 식품을 먹지 않는 베지터리언(Vegitarian)과 유제품을 포함한 일체의 동물성 식품을 먹지 않는 베전(비건; Vegan)이 그것이다. 사실, 엄밀한 의미에서 채식주의자란 동물성 식품을 전혀 섭취하지 않는 사람들을 일컫는다. 하지만 여러 가지의 다양한 유가공 제품이나 달걀은 2차 생산물로 여겨 섭취해도 된다고 생각하는 채식주의자도 있다. 이들은 동물성 영양소를 어느 정도 섭취하기 때문에 단백질 부족이 문제가 될 염려가 없다. 그러나 일체의 동물성 식품을 먹지 않고 채소류나 식물성 식품만을 무리해서 고집한다면 영양소의 균형이 잘못되어 처음에는 아니더라도 점차 이상 증세가 나타날 수도 있다.

채식주의자들은 육류를 섭취하지 않아도 영양 균형에 문제가 없을까? 그 답은 육식이냐, 채식이냐가 문제가 아니라 식품을 통해 얼마나 영양적으로 균형 잡힌 식사를 하느냐에 달려 있다. 영양적으로 균형 잡힌 식사는 개인의 체질과 맛의 기호, 환경 등에 따라 가장 현실적인 식단을 선택해야 바르게 이루어질 수 있다는 것을 명심하자.

궁합이 맞는 음식, 맞지 않는 음식

'궁합(宮合)'은 혼인할 남녀의 생년월일과 시간을 음양오행에 맞추어 부부로서의 길흉을 미리 예측하는 것으로 과거에는 혼인을 하기에 앞서 반드시 거치는 과정으로 궁합이 나쁘면 절대 혼인을 하지 않았다고 한다.

이러한 남녀 간의 궁합과는 조금 다른 의미지만 음식에도 궁합이 있다. 음식에도 함께 먹으면 이로운 것이 있고 해로운 것이 있다는 의미이다. 음식궁합을 따지는 이유는 크게 3가지로 나누어 생각해 볼 수 있다.

첫 번째, 부족한 부분을 채워주는 것이다. 음식 하나하나는 모든 영양소를 고루 갖고 있지 못하다. 하지만 우리 몸은 언제나 탄수화물, 단백질, 지방, 비타민, 무기질 그리고 식이섬유 등의 다양한 영양소를 필요로 한다. 예를 들어 단백질과 지방이 많은 식품을 먹으면 상대적으로 식이섬유와 비타민이 부족한데, 이 부족한 영양소를 함유하고 있는 식품을 함께 섭취하면 영양 부족 문제가 해결된다는 것이다. 부족한 영양소를 함유하고 있는 식품과 함께 먹으면 영양 부족 현상에 대한 염려를 할 필요가 없다. 대표적으로 이런 경우를 궁합이 잘 맞는 음식이라고 한다.

두 번째, 식품의 체내 흡수율을 높여준다. 어떤 식품이 자체적으로 흡수율이 낮을 때 다른 음식이 첨가되어 먹게 되면 흡수율이 높아질 수 있다. 또 반대로 어떤 음식과 함께 먹으면 유용한 성분들의 흡수가 방해되어 아무런 효과를 보지 못하는 경우도 있을 수 있는데, 이처럼 흡수·이용률이 떨어지는 경우는 음식궁합이 잘 맞지 않는 것에 해당된다.

세 번째, 소화·흡수가 힘든 환경에서 문제를 해결한다. 환경적으로 소화·흡수가 잘되기 어려운 환경에서 소화 효소를 제공하거나 효소의 작용을 도와주는 성분을 제공하여 소화·흡수가 잘 되도록 이끌어 줄 수 있는 음식이 있다면 그것 또한 음식궁합이 좋은 음식이라 할 수 있다.

대체로 이와 같은 3가지 경우에 해당하여 긍정적인 효과를 가져 오면 음식궁합이 좋은 음식이라 하고, 반대로 부정적인 효과를 보인다면 음식궁합이 잘 맞지 않는 음식이라고 표현한다.

이제 궁합이 좋은 음식과 좋지 못한 음식들에는 어떤 것들이 있는지 살펴보고 왜 그러한지 알아보도록 하자. 먼저 궁합이 좋은 음식들이다.

돼지고기와 새우젓(O)

돼지고기와 새우젓은 예로부터 잘 어울리는 음식으로 유명하다. 고기도 먹어 본 사람이 먹는다고, 오랜만에 돼지고기를 먹을 경우 속이 더부룩해지면서 설사가 나는 등 몸에 탈이 나는 경우가 있다. 이는 갑자기 기름의 섭취량이 많아져 단백질과 지방을 분해하는 효소가 충분히 만들어지지 못하기 때문에 몸 안에서 흡수가 되지 못하는 것이다.

바로 이럴 때 새우젓을 같이 먹으면 한결 도움이 된다. 새우젓에는 발효과정을 통하여 단백질분해효소와 지방분해효소가 만들어져 있기 때문이다. 돼지고기의 단백질은 체내에 소화되면서 펩타이드를 거쳐 아미노산으로 바뀐다. 이때 필요한 단백질 분해효소가 프로테아제인데, 새우젓은 발효과정에서 상당량의 프로테아제를 생성하므로 단백질 분해가 쉽게 이루어진다. 또, 기름진 돼지고기를 먹을 경우 단백질(13~17%)보다 지방(22~44%)을 많이 섭취하기 때문에 무엇보다도 지방분해효소의 역할이 중요하다. 우리 몸은 췌장에서 지방분해효소를 생성한다. 그런데 평소에는 이용할 필요가 없어 만들어 내지 않던 효소를 갑자기 만들게 하면 당연히 생성이 더뎌지고, 그로 인해 지방을 분해하지 못하여 설사를 하게 된다. 이때 새우젓에 들어 있는 지방분해효소는 돼지고기의 지방 성분을 분해시켜 소화·흡수되는 것을 도와주므로, 기름진 고기를 먹고도 탈이 날 확률이 줄어든다.

돼지고기 보쌈이나 편육을 먹을 때 새우젓을 찍어 먹는 이유도 그 때문이다. 새우젓을 조미료로 선택한 우리 조상들의 지혜에 감탄할 수밖에 없다. 이처럼 새우젓과 돼지고기는 찰떡궁합이다.

돼지고기와 표고버섯(O)

지방이 많아 감칠맛과 고소한 맛을 즐길 수 있는 돼지고기에는 콜레스테롤이 다량으로 들어 있어서 심장병, 고혈압, 동맥경화 등에 걸릴 위험이 크다. 하지만 돼지고기 요리에 표고버섯을 곁들인다면 콜레스테롤로 생기는 각종 성인병을 예방할 수 있다.

표고버섯에는 질이 좋은 섬유소가 많아서 콜레스테롤과 결합하여 체내에 흡수되는 것을 억제하고 몸 밖으로 배설시키므로, 체내의 콜레스테롤 수치를 떨어뜨리는 데 효과적이다. 이외에도 표고버섯은 특유의 향미와 감칠맛을 가지고 있어 돼지고기 특유의 잡냄새를 제거하는 데도 효과적이다. 일반적으로 섬유소가 많은 식품재료들이 고기나 생선류의 군 냄새, 비린내 등 잡냄새 성분을 제거하는 데에 효과적으로 활용되고 있다.

쌀과 콩(O)

우리들이 흔히 사용하는 속어 중에 '콩밥 먹을래?'라는 말이 있다. 이것은 우스갯소리로 감옥에 가야 정신을 차리겠냐는 뜻이다. 감옥에서 죄수들의 영양공급을 위해 콩밥을 먹이는 것에서 유래 되었는데, 사실 콩밥은 매우 고급 식품이며 쌀과 궁합이 잘 맞는 영양식이기도 하다. 쌀밥에는 여러 가지 영양성분이 많이 함유되어 있지만, 단백질 중 메티오닌이라는 필수아미노산이 부족하고 라이신은 풍부하다. 반면 콩에는 라이신이 부족하고 메티오닌은 풍부하다. 이런 부족한 성분들이 상호보완되므로 콩밥을 먹으면 필수아미노산의 부족한 부분이 충족된다. 필수아미노산은 총 20가지가 있는데 이것은 꼭 섭취해야 하는 성분들이다. 만일 어떤 필수아미노산이 조금이라도 모자라면 풍부하게 들어 있는 다른 아미노산들마저 쓸모없을 정도로 효용가치가 떨어지기 때문이다. 필수아미노산은 골고루 균형 있게 섭취해야만 효과를 기대할 수 있다.

우유와 식초(O)

우유에 식초를 넣으면 단백질 변성이 일어나 마치 요구르트처럼 일부 단백질이 응고되는 현상을 보인다. 하지만 이 현상은 우유의 영양성분이 파괴되는 것이 아니라 단백질의 구조가 겔과 같은 상태로 변화하는 것에 불과하다. 오히려 식초에 들어 있는 여러 유기산들이 우유에 포함된 칼슘과 결합하여 체내에 잘 흡수될 수 있도록 도와주므로 건강상 아주 바람직한 효과를 제공한다. 성장기 어린이나 갱년기 여성이 골다공증을 예방하기 위하여 이와 같은 음식을 선택한다면 칼슘의 흡수율을 높일 수 있으므로, 우유와 식초는 바람직한 조합이라 할 수 있다. 만일 우유에 식초와 유사한 젖산을 첨가한다면 우리들이 평소 먹고 있는 요구르트 제품이 된다. 요구르트가 칼슘 섭취를 도와주고 소화가 잘되는 것과 마찬가지로 우유와 식초의 만남은 좋은 음식궁합에 하나이다.

채소와 식초(O)

채소에는 비타민 C를 비롯한 폴리페놀 등의 항산화물질이 많이 함유되어 있다. 여기에 식초가 첨가되어 산성 조건을 만들어주면 산화가 억제되고 상대적으로 유용한 물질들의 파괴가 천천히 일어난다. 특히 비타민 C를 파괴하는 효소는 산성 조건 하에서는 그 역할을 하지 못하므로, 식초를 넣으면 채소의 비타민 C의 파괴가 적게 일어난다. 따라서 채소를 식초에 절이는 조리 방법은 신체에 무척 유용하다. 다만 채소의 항산화물질은 산소와 잘 반응하므로 채소를 초절임을 했을 때에는 가능하면 산소의 유입을 차단해 주고 용기 뚜껑을 꼭 닫아 그늘진 곳이나 냉장고에 보관하면 항산화물질의 파괴를 최소로 줄일 수 있다.

술과 오이(O)

숙취는 술을 많이 마시고 난 다음날까지 혈액 속에 알코올 산화물인 아세트알데히드가 남아 있기 때문에 생긴다. 따라서 이 아세트알데히드를 어떻게 빨리 체외로 배출하는가에 따라 숙취 해소 효과가 좌우된다.

한때 오이와 소주를 혼합하여 오이소주를 만들어 먹는 일이 유행처럼 번지던 때가 있었다. 오이는 피를 맑게 해주는 해독 작용과 더불어 몸 안에 쌓인 불순물을 배설시키는 이뇨 작용을 하기 때문에 오이소주를 만들어 먹게 되면 숙취 해소에 그만이다. 그 외에도 술을 많이 마시거나 속이 메슥거려 밥을 잘 먹지 못할 때도, 오이를 갈아서 즙을 낸 뒤 마시면 소변과 함께 알코올 성분이 빠져나가 속이 한결 편안해진다.

오이를 함께 섭취하는 것 이외에 물이나 국, 과일주스, 이온음료를 마시거나 숙취에 좋은 식품을 차나 국으로 만들어 먹으면 효과적이며, 따뜻한 물로 목욕을 하거나 땀이 약간 날 정도로 가벼운 운동을 하는 것도 숙취 해소에 도움이 된다.

한편, 단백질은 알코올의 체내 흡수를 억제하므로 술에 약한 사람은 음주 전에 미리 우유, 달걀, 육류 등의 식품을 먹어두면 알코올 흡수가 천천히 이루어지기 때문에 덜 취할 수 있다.

복과 미나리(O)

뚱뚱하게 부풀어 오른 배, 봄철과 여름철에는 무서운 독성으로 매년 끊임없이 사망자를 내고 있는 복은 애주가들 치고 싫어하는 사람이 없을 정도로 인기 있는 음식이다. 술을 마시면서 또는 술을 마신 후 숙취를 해소하기 위해 여러 가지 방법이나 음식이 대두되지만 복요리만한 것은 없는 듯하다. 알코올이 분해되는 과정 중 생성된 아세트알데히드는 가능한 빨리 분해시키지 않으면 심한 두통 등 숙취를 남기게 된다. 이때 아세트알데히드를 분해하는 효소를 활성화시키면 숙취는 금방 풀리게 된다. 복지리탕이 바로 이런 효과를 주는데, 그 이유는 복과 탕에 듬뿍 넣은 미나리 때문이다. 복에는 단백질과 비타민 B1, B2가 풍부하고 미나리에는 칼슘, 칼륨, 철 등의 무기질 성분이 풍부하기 때문에 복과 잘 어울린다. 이런 무기질 성분과 복에서 유래된 아미노산 등이 숙취를 도와주는 역할을 한다. 또한 미나리는 복에 들어 있는 테트로도톡신이라는 강력한 독 성분을 해독시킨다. 테트로도톡신은 동물성 자연독 중에서도 독성이 가장 강한 것으로 물에도 잘 녹지 않고, 가열하여 조리해도 잘 분해되지 않는다.

생선회와 무채(O)

횟집에 가서 생선회를 주문하면 생선은 접시 윗부분만 살짝 차지하고 하얀 무채가 듬뿍 깔려 나오는 것을 볼 수 있다. 보통은 생선회 양이 많아 보이게 하려는 것으로 생각하지만, 사실 여기에는 과학적인 이유가 있다. 우선 무채에는 항산화제 역할을 하는 비타민 C가 듬뿍 함유되어 있다. 일반적으로 생선회에는 우리 몸에 매우 유용한 불포화지방산인 EPA와 DHA가 함유되어 있는데, 이 지방은 산소와 결합하게 되면 다른 지방에 비하여 빠르게 산화가 이루어지고, 일단 산화하면 EPA와 DHA가 갖고 있는 좋은 기능들이 모두 상실되어 오히려 몸에 해로움을 가져다 줄 수 있다. 산화된 음식을 섭취하면 우리 몸 역시 산화가 되는데, 이는 곧 노화로 연결되기 때문이다. 그러나 무채에 듬뿍 함유된 비타민 C가 산화과정을 방지하는 항산화제 역할을 해주기 때문에 신선한 상태를 계속적으로 유지해 주는 것이다. 외국에서도 생선회를 즐겨 먹기 시작하면서 생선회와 함께 무채도 먹으라고 교육할 정도이다. 결코 불필요한 장식용 재료가 아닌 것이다.

생선회와 레몬(O)

생선회에 레몬을 뿌려 먹는 이유 역시 음식궁합이 맞기 때문이다. 생선회에 곁들인 레몬을 회에 짜서 뿌리면 산성에 의해 단백질이 변성되면서 생선회 조직이 수축된다. 수축이 된 조직은 입 안에서 쫄깃쫄깃하게 느끼는 조직감을 부여하게 된다. 뿐만 아니라 회를 뜨면서 발생할 수 있는 주변 미생물의 오염을 최소화하는 살균효과도 기대할 수 있다. 따라서 횟감이 빨리 상하는 현상을 억제시켜 준다. 그리고 생선 비린내 성분 중에 암모니아가 있는데 신맛을 내는 유기산과 만나면 중화가 되어 비린내가 줄어드는 효과도 얻을 수 있다. 물론 매우 위생적으로 회를 다루어 레몬을 뿌릴 필요가 없다고 판단하면 사용하지 않아도 무방하다. 레몬은 즙을 내서 다른 음료에 타서 마시거나 생선구이 같은 음식에 향을 내는 조미료로 활용하기도 하는데, 맛이 훨씬 상큼해지고 레몬 속에 함유되어 있는 구연산의 효능도 충분히 기대할 수 있다.

바다의 신선한 풍미를 맛볼 수 있는 굴은 자가 효소가 많이 들어 있어 상하기 쉬운 해산물로 시간이 지나면 탄력이 떨어지고 축 늘어지고 마는 단점이 있다. 특히 여름철에 부패하기 쉬운데, 굴에 레몬을 몇 방울 떨어뜨리면 비린내와 같은 나쁜 냄새를 없애준다. 또 레몬에 많은 구연산과 굴 속에 많이 함유되어 있는 철분이 결합하면 오히려 체내 흡수이용률도 높아진다. 따라서 굴을 먹을 때 레몬을 함께 먹는다면 빈혈이 있는 사람들에게도 효과적일 수 있다.

생선회에 곁들여지는 생강도 같은 효능을 가지고 있다. 더운 여름에는 식중독으로 고생하는 사람이 많은데, 가장 흔한 것이 세균성 식중독이다. 특히 생선과 조개에는 '장염비브리오균'이 많이 번식하는데, 생강에는 이 세균에 대해 살균력을 가진 '진저롤' 성분이 있어서 식중독을 예방하는 효과가 있다. 따라서 생강과 함께 생선회를 먹게 되면 혹 오염이 되어 있을지 모르는 세균의 피해를 최소화 할 수 있다.

막걸리와 홍어(O)

전 세계의 각종 발효 식품들은 김치, 요구르트, 술, 식초 등 대부분이 산성 발효를 하고 있다. 그런데 유일하게 알칼리성 발효를 하는 것이 바로 홍어이다. 그 특유의 암모니아 냄새는 막힌 코를 뻥 뚫어 줄 정도인데, 이런 홍어를 먹을 때 가장 어울리는 술이 막걸리다. 막걸리에는 홍어의 자극성분을 완화시키는 단백질이 1.9%나 들어 있고, 알칼리성인 암모니아를 중화시키는 유기산이 0.8% 정도 들어 있어 암모니아의 독특한 냄새를 풍기는 홍어와 잘 맞는다. 그래서 함평지방에서는 홍어찜을 먹으면서 막걸리를 마시는 풍습을 특별히 홍탁이라 불렀다. 또 홍어의 찬 성질과 막걸리의 더운 성질이 잘 조화되어 궁합이 완벽하다.

또 잘 익은 김치, 삶은 돼지고기 그리고 홍어회 세 가지를 한꺼번에 먹는 삼합도 막걸리와 곁들여 먹으면 좋다. 기름진 돼지고기와 매콤한 김치 때문에 처음에는 홍어의 맛이 거의 느껴지지 않지만, 전부 먹은 후에는 홍어 특유의 향이 입안 전체를 휘감는다. 이때 막걸리를 한 사발 쭉 들이키면 부드러운 기운이 입 안을 정화시킨다. 정말 야릇한 끝맛이 아닐 수 없다.

달걀과 식초(O)

날달걀에는 단백질 소화를 방해하는 트립신 저해제 성분이 함유되어 있다. 이것을 반숙을 하거나 삶으면 변성이 되어 단백질 소화를 방해하는 작용이 더 이상 일어나지 않으므로 익혀 먹는 것이 좋다. 또 날달걀의 흰자에 들어 있는 아비딘이란 성분은 비타민의 일종으로 두뇌작용에 중요한 역할을 방해한다. 뿐만 아니라 비오틴의 작용을 방해함으로써 피부염이나 탈모의 원인을 제공하기도 한다. 이 성분 역시 가열을 시키면 더 이상 방해 작용을 하지 못한다. 그리고 초란을 만들어 먹으면 모든 문제들이 해결된다. 식초에는 식욕 증진, 위액 분비 촉진, 소화 흡수를 도와 약해진 체력을 정상으로 되돌리는 효과가 있는 성분이 들어 있고, 단백질의 변성을 유도하여 달걀이 갖고 있는 결점을 해결해 주므로 달걀과 식초는 궁합이 잘 맞는다.

어린 시절 소풍을 갈 때 항상 가져가는 것이 삶은 달걀과 사이다였다. 삶은 달걀은 텁텁하고 좀 느끼하여 급하게 먹다보면 목이 메기도 하는데, 톡톡 쏘고 시원한 탄산음료하고 먹는 것이 느낌도 좋고 먹기 편하며 목이 메는 것도 막아 주기 때문에 두 음식은 항상 바늘과 실처럼 따라다니는 관계가 된 것이다. 이렇게 음식궁합이 좋은 음식은 맛 뿐 아니라 영양학적으로도 서로 보완하는 역할을 한다.

다음으로 서로 궁합이 좋지 못한 음식에 대해 살펴보자.

돼지고기와 한약(X)

한약과 돼지고기가 궁합이 잘 맞지 않는다는 것은 이미 널리 알려진 사실이다. 몸이 약해져서 한약이라도 한 첩 지어 먹으려면 어김없이 돼지고기를 비롯한 수십 가지 음식들을 먹지 말라는 경고를 듣는다. 이것저것 먹어서는 안 되는 음식 항목을 받고 보면, 솔직히 허약해진 몸을 더 허약하게 만드는 건 아닌지 괜한 의심을 하게 되는 경우도 있다.

당연히도 이것은 기우에 지나지 않는다. 한약과 함께 먹으면 오히려 나쁜 작용을 하는 음식들, 다시 말해 음식궁합이 맞지 않는 식품들을 먹지 말라는 경고이기 때문이다. 대표적으로 돼지고기는 한약과 함께 먹지 않아야 한다. 이것은 돼지고기에 많은 지방 성분이 소화가 더디므로 약효성분의 흡수를 방해하는 작용을 하기 때문이다. 단백질도 마찬가지지만 지방도 체내에서 가수분해가 되어 흡수되는 데 많은 시간이 걸린다. 흡수까지 시간이 걸리다보면 약효성분이 체내에 흡수되는 데 한계가 있고 자연스럽게 방해를 받게 되기 때문에 좋은 약재 성분을 놓칠 수가 있어 피하라는 것이다.

밀가루 음식을 피하라는 것도 마찬가지이다. 밀가루 음식에는 소화되지 않는 단백질인 글루텐이 함유되어 있어 소화를 방해하고 나아가 한약재 성분의 흡수를 방해한다. 사람에 따라서는 알레르기도 유발하기 때문에 이런 사람들은 글루텐이 함유되지 않은 '글루텐 프리(free)' 식품을 먹어야 하는 경우도 있다.

소화가 잘 안 되는 식품 중에는 녹두도 있는데, 숙주나물이나 녹두로 만든 빈대떡도 가능하면 한약과 함께 먹지 말라고 권고한다. 소화가 잘 안 되기도 하지만, 차가운 성질을 갖고 있기 때문에 약의 효과마저도 중화시키거나 약화시킬 수 있기 때문이다.

돼지고기도 찬 성질을 가진 음식이다. 그래서 몸에 열이 많은 사람에게 좋다. 음식의 성질이 지나치게 강한 것은 약에 나쁜 영향을 주므로 성질이 차가운 병 중에는 찬 음식, 날 음식, 지방질이 많은 식품을 피하는 것이 좋다. 이처럼 섭취한 음식이 소화가 잘 안 되는 경우도 있지만, 반대로 한약의 성분들 때문에 소화가 잘 안 되기도 한다.이래저래 한약을 먹을 때는 조심해야 할 일이 많다.

오이와 무, 당근(X)

오이와 무, 당근은 모두 비타민 C를 많이 가지고 있다. 그런데 비타민 C가 많이 있으면 아울러 이 비타민 C를 이용하려는 효소가 있기 마련이다. 그러나 이런 효소가 얼마나 있는가 하는 것은 채소마다 다르다. 예를 들어, 무에는 없는 효소인 '아스코르비나아제(Ascorbinase)'가 오이를 자르면 활성화되어 비타민 C를 산화시키면서 파괴를 일으킨다.

어려웠던 시절, 겨울철에 마땅한 음식이 없었을 때 김장김치는 서민들에게 최고의 반찬이었고, 또 겨울철 부족한 비타민 C를 공급해주는 식품이기도 하였다. 김장김치를 만들 때 포함되지 않는 재료가 바로 오이와 당근이다. 물론 계절적인 요인도 있지만 이들을 함께 넣고 발효를 시키면 그만큼 비타민 C가 파괴되어 이용을 하지 못하게 된다.

오이, 무, 당근은 함께 먹으면 비타민 C가 풍부하여 좋을 것 같지만, 결과적으로 비타민 C를 분해한다. 즉, 오이와 무 또는 무와 당근을 함께 먹으면 비타민 C가 파괴되어 영양학적으로 효과적이지 못하다는 것이다.

최근 물김치를 보면 오이, 당근, 무 등이 혼합된 것을 가끔 보기도 하는데, 이것은 영양을 생각하지 않고 단순히 시각적인 효과를 주기 위함이라고 여겨진다. 비타민 C가 부족했던 시절과 달리 지금은 거의 영양과잉 시대이다 보니, 비타민 C 정도는 신경 쓰지 않을 정도로 흡족하게 섭취하고 있어 나타나는 현상으로 보인다.

미역과 파(X)

미역은 다이어트에 효과적인 섬유소와 요오드, 칼륨, 칼슘 등이 풍부하여 신진대사를 활발하게 해준다. 특히 산후조리 시 필요한 철분, 칼슘 보충에 탁월하며, 변비와 비만을 예방하는 데에도 매우 효과적인 식품이다. 미역과 파에는 공통적으로 미끈거리는 알긴산 성분이 들어 있는데, 이 미끈거리는 성분은 중금속을 제거해주는 데 효과적이어서 디톡스 효과를 나타낸다. 하지만 미역과 파를 함께 먹을 경우, 파에 들어 있는 인과 유황 성분이 미역 속에 들어있는 칼슘의 흡수를 방해하므로 영양효율이 오히려 떨어지게 되므로 함께 먹는 것은 바람직하지 않다.